心理危机干预和心理援助实用手册

群体干预

组织编写　国家心理健康和精神卫生防治中心
主　　编　周亮　王钢
副 主 编　西英俊　曹玉萍　阳波　周洋

人民卫生出版社
·北京·

图书在版编目（CIP）数据

心理危机干预和心理援助实用手册．群体干预／国家心理健康和精神卫生防治中心组织编写；周亮，王钢主编．-- 北京：人民卫生出版社，2025. 8. -- ISBN 978-7-117-38329-5

Ⅰ. R493-62；R395.6-62

中国国家版本馆 CIP 数据核字第 2025YG1006 号

| 人卫智网 | www.ipmph.com | 医学教育、学术、考试、健康，购书智慧智能综合服务平台 |
| 人卫官网 | www.pmph.com | 人卫官方资讯发布平台 |

心理危机干预和心理援助实用手册
群体干预
Xinli Weiji Ganyu he Xinli Yuanzhu Shiyong Shouce
Qunti Ganyu

组织编写：国家心理健康和精神卫生防治中心
主　　编：周　亮　王　钢
出版发行：人民卫生出版社（中继线 010-59780011）
地　　址：北京市朝阳区潘家园南里 19 号
邮　　编：100021
E - mail：pmph @ pmph.com
购书热线：010-59787592　010-59787584　010-65264830
印　　刷：三河市潮河印业有限公司
经　　销：新华书店
开　　本：787×1092　1/32　　**印张：**5
字　　数：116 千字
版　　次：2025 年 8 月第 1 版
印　　次：2025 年 8 月第 1 次印刷
标准书号：ISBN 978-7-117-38329-5
定　　价：36.00 元

打击盗版举报电话：010-59787491　E-mail：WQ @ pmph.com
质量问题联系电话：010-59787234　E-mail：zhiliang @ pmph.com
数字融合服务电话：4001118166　E-mail：zengzhi @ pmph.com

编　委(以姓氏汉语拼音为序)

曹日芳　杭州市第七人民医院

曹玉萍　中南大学湘雅二医院

姜宏达　国家心理健康和精神卫生防治中心

蒋　燕　国家心理健康和精神卫生防治中心

刘　宇　贵州师范大学

王　钢　国家心理健康和精神卫生防治中心

王靖伊　国家心理健康和精神卫生防治中心

王明涛　辽宁省精神卫生中心

吴　刚　贵州省第二人民医院

吴坎坎　中国科学院心理研究所

西英俊　北京大学第六医院

徐广明　天津市安定医院

阳　波　国家心理健康和精神卫生防治中心

杨　宁　广州医科大学附属脑科医院

袁　宁　湖南省第二人民医院(湖南省脑科医院)

张云淑　河北省精神卫生中心

周　亮　广州医科大学附属脑科医院

周　洋　武汉市精神卫生中心

丛书前言

在全面建设社会主义现代化国家的新征程中，人民群众的心理健康已成为关乎社会和谐稳定、国家长治久安的重要议题。面对复杂多变的社会环境、突发公共事件的挑战以及个体心理需求的日益多元化，构建科学化、专业化、系统化的心理危机干预和心理援助体系，既是时代赋予的使命，更是国家心理健康和精神卫生防治中心推动社会服务高质量发展的必然要求。为此，我们立足国家战略需求，汇聚行业智慧，精心编纂《心理危机干预和心理援助实用手册》，以期为我国心理健康服务体系建设提供理论支撑与实践指导。

心理健康是健康中国战略的核心维度之一，更是提升全民幸福感、维护社会韧性的关键基石。当前，我国正处于社会转型期，公众对心理援助的需求呈现多层次、多领域的特点——从突发公共事件后的心理危机干预，到常态化社会压力下的心理调适；从个体心理问题的精准疏导，到群体心理健康的协同促进，均需要科学理论与成熟经验的支撑。

本丛书以推动社会服务创新发展的职责为出发点，系统梳理心理援助领域的理论框架、实践路径与典型案例，旨在整合和完善我国在该领域系统性知识，为构建覆盖全人群、全生命周期的心理健康服务体系提供权威参考。丛书不仅回应了国家政策对心理健康服务的顶层设计需求，更将助力基层工作者提升专业能力，为社会治理现代化注入"心"动能。

本丛书共四册，由56位深耕心理援助领域的权威专家联合撰写，凝聚了学术界与实践派的集体智慧，形成了完整的知识体系:《基础理论》立足心理学、社会学、公共卫生学等多学科交叉视角,构建心理援助的核心概念框架与伦理规范,为实践提供科学根基。《组织实践》聚焦政府机构、社会组织、社区网络等多元主体的协同机制,解析资源调配、队伍建设与危机响应模式。《个体干预》针对不同人群的心理特征与需求,提供标准化干预技术、评估工具与典型案例库,强化服务的精准性与有效性。《群体干预》探索群体心理危机干预的组织和管理,着重介绍了校园危机干预和自杀预防,以及突发事件中的具体做法,并配合案例详细讲解。

本丛书突破传统教材的单一叙事,采用"理论阐释 - 操作流程 - 案例讲解"三位一体模式,既涵盖国际前沿理念,更植根中国本土实践,收录了自然灾害、公共卫生事件等突发事件 中的心理援助经验,彰显了理论性与实操性的深度融合。

本丛书的推出具有三重核心价值:首次系统整合我国心理援助领域碎片化研究成果,构建具有中国特色的心理援助知识体系,为学科发展指明方向;为政府部门制定心理健康政策、社会组织设计服务方案、一线工作者开展具体干预提供"工具箱"式参考,推动行业服务标准化建设;通过普及心理援助相关的理念与方法,增强公众心理调适能力,助力形成政府主导、社会参与、全民关注的心理健康生态圈。

本丛书可以作为各地开展心理危机干预和心理援助工作的参考教材,以及党政干部、社区工作者、应急救援队伍的培训用书,为心理咨询师、精神科医护人员、学校心理教师等提供技术手册与案例参照,也同样适用于对心理危机干预感兴趣的普通民众、高校学生、教师等群体。

本丛书的编纂得到了 56 位专家学者的倾力支持,他们以严谨的治学精神与深厚的实践积淀,确保了内容的权威性与前瞻性。在此,我们谨代表国家心理健康和精神卫生防治中心向所有参编专家、合作单位致以诚挚谢意。

期待《心理危机干预和心理援助实用手册》丛书能成为照亮心理健康服务之路的明灯,助力更多工作者成为"心灵守望者",让科学理性的关怀温暖每一个需要帮助的个体与群体。我们相信,当心理援助的星火汇聚成光,必将为增进人民福祉、促进社会和谐注入持久而深远的力量。

国家心理健康和精神卫生防治中心
2025 年 6 月

分册前言

　　进入 21 世纪以来，虽然总体上全球社会经济持续和平发展，但武装冲突、自然灾害、事故灾难、传染病流行等事件仍然不时出现。这些群体性事件对不同规模的人群造成或深刻持久，或轻微和一过性的影响。在这一背景下，群体心理危机干预得到全世界的广泛重视。

　　在我国，党和政府也高度重视群体心理危机干预工作。多部法律、法规都强调了群体心理危机干预工作的重要性，并提出了相关的技术规范。无论是在新型冠状病毒流行期间，还是其他重大群体性事件中，我国的心理危机干预工作者都能遵循法律法规，在政府部门的组织下积极参与，为减轻群体心理创伤、保护大众心理健康作出了自己的贡献。因此，群体心理危机干预工作近年来在我国取得了长足的进步。

　　与此同时，我们也认识到，心理危机干预是一项实践性和专业性都很强的工作。与精神卫生和心理健康的日常工作相比，在干预的原则、目的、时长、设置、评估、对象特征等多个方面都有明显区别。精神卫生和心理健康工作者需要不断提升心理危机干预理论水平和实践技能。为此，国家心理健康和精神卫生防治中心组织了一批专家，共同编写了本套丛书，目的是为全国心理危机干预工作者提供一本实用的参考书。

　　本分册聚焦群体干预。第一章对群体心理危机干预进行了概述，包括群体心理危机干预的特点，如何进行评估，以及群体干预的几个阶段。第二章介绍了群体心理危机干预的组织和管理,包括如何组建队伍、协调现场、控制传播、处置危机和追踪随访。由于近年对校园危机事件的重视,第三章专门介绍了校园危机干预和自杀预防。第四章则在自然灾害、事故灾难、公共卫生事件、社会安全事件和学校危机事件这五类群体事件中,分别选择了近年的两个案例,由参与了危机干预实践的专家结合自己的亲身经历进行撰写,详细介绍实践过程,总结经验教训,使得本书具有可借鉴性和可读性。

参与写作本书的专家都是国内一流的心理危机干预专家,既有高水平的理论知识,也有丰富的实践经验。与一些翻译自国外的专业书籍比较,本书尤为符合我国社会文化背景。因此,我们相信本书可以用作心理危机干预工作者在实际工作中的工具书。但由于编者的水平有限,难免有错漏,敬请读者批评与指正。

2025 年 6 月

目　录

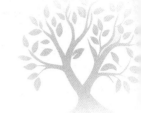

第一章　群体心理危机概述

第一节　群体心理危机与干预

一、群体心理危机

心理危机指个人在面对重大应激事件或精神压力时，原有的心理调节机制不再适应，出现认知混乱、情绪或行为失控的状态。个体危机的影响很少只局限于某一个人。危机往往会扩散，波及与危机当事人相关的所有人，形成连锁反应。例如，一个人的跳楼自杀不仅是一起个体危机事件，它还可能会严重影响其家庭、所在的社区及其工作单位，混合其他因素时甚至还会扩散到全社会的舆论。因此，当我们讨论危机时，需要意识到它对系统的影响。一个看似孤立的小事件，如果处理不当，也可能会发展成广泛的群体危机，波及整个社会。危机是如何从微观层面逐步演变为一个更大的社会问题，其在社会系统中如何产生复杂的扩展性和连锁效应，值得我们思考。除了个体危机扩散导致的群体危机以外，许多事件本身影响范围就很广，受影响的人数众多。如公共卫生事件、严重交通事故、恐怖袭击、自然灾害等。这些事件都可以直接导致群体心理危机，需要群体干预。

那么什么是群体心理危机呢？

世界卫生组织（World Health Organization，WHO）将群体心理危机描述为"在重大突发事件中，大规模群体或社区因极端环境压力而表现出的集体心理反应。"美国心理学会

（American Psychological Association，APA）认为，群体心理危机是"由外部事件或内在社会变动所引发的集体性心理紊乱状态，通常表现为集体性应激反应或创伤反应。"

国内学者认为，群体心理危机是指由突发公共事件（如自然灾害、事故灾难、公共卫生事件和社会安全事件等）所引起的，受影响群体在心理和行为上产生的急性失衡状态。这种状态会引发广泛的集体性情绪反应，如恐慌、焦虑、抑郁、愤怒等，严重时可能引发大规模的行为失常和社会秩序混乱。

群体心理危机具有以下特征。①突发性：危机事件通常突然发生且不可预见，迅速打破群体的日常生活和社会秩序；②广泛性：危机影响通常覆盖广泛的地域和群体，不仅包括直接受害者，还包括间接受影响者（如救援人员、医疗工作者等）；③复杂性：群体心理危机涉及多种情绪反应和行为模式的交织，以及复杂的社会心理和文化因素；④动态性：群体心理危机的演变具有一定的时间过程，其影响力和严重程度会随着时间推移而变化。

二、群体心理危机干预

群体心理危机干预是针对群体在重大突发事件后出现的集体心理失衡状态，进行有计划、系统的心理干预，以恢复群体的心理健康和社会功能。它旨在帮助群体成员从危机中恢复心理平衡，减少负面情绪的传播，预防严重心理问题的发展，促进社会秩序的恢复。

群体心理危机干预具有以下特点。①及时性：心理危机干预须在危机事件发生后的早期迅速展开，以控制情绪扩散和减轻心理损害。及时的干预能够有效减缓危机的恶化，减少群体中的极端行为。②集体性：干预对象不仅是受影响的个体，还包括整个群体。干预措施需要考虑到群体成员的互动关系,防止负面情绪的进一步扩散。③综合性:干预措施通常是多层次和多维度的,包括心理支持、情绪疏导、心理健康教育、个体心理干预、团体心理辅导等多种方式。④预防性:干预不仅针对已经出现的心理危机反应,也有预防功能,帮助群体增强应对未来突发事件的心理弹性。

群体心理危机干预和个体心理危机干预在干预对象、目标、方法过程和内容上有一些不同,具体见表1-1。

表1-1　群体与个体心理危机干预的区别

维度	群体心理危机干预	个体心理危机干预
干预对象	针对群体、社区或组织,涉及群体人员	针对受影响的个人,集中于个体的具体心理问题或情绪困扰
干预方法	采用团体性方法,如团体心理辅导、心理健康教育、社区支持等	采用一对一的方法,如个体心理咨询/心理治疗、药物治疗等
干预目标	恢复群体的社会功能,减轻群体性的心理困扰,防止群体性行为异常的发生	帮助个体恢复心理平衡,解决其具体的心理危机或问题,促进其心理健康
干预时间与过程	在危机事件的早期阶段迅速启动,持续时间较长,直到群体功能恢复	根据个人需要进行干预,时间和过程更具灵活性
干预内容	包括心理教育、社会支持、社区动员、应急处置措施等,内容更加多样化和综合化	集中于个体心理问题的解决和情绪支持,内容相对聚焦和具体

三、群体心理危机的影响

群体心理危机的影响范围广泛,主要体现在以下几个方面。

（一）情绪扩散和集体恐慌

群体心理危机往往会导致群体内部情绪的快速扩散。例如，在自然灾害、事故灾难等突发事件中，焦虑、恐惧、愤怒等情绪通过群体传播的方式迅速蔓延。由于群体成员之间的相互影响，这种负面情绪会被放大，从而导致集体恐慌，使得原本可控的危机更加复杂和难以管理。

（二）行为失控与极端行为

在群体心理危机中，群体成员可能表现出非理性的极端行为，如暴力、骚乱、自杀等。由于群体中个人的责任感被削弱，个体容易受到情境影响，从而出现不受控制的行为。例如，在重大灾难或社会动荡之后，群体成员可能会出现冲动、攻击性行为，甚至发生集体暴乱。

（三）应激障碍与心理创伤

群体心理危机可能会使个体发生应激障碍，部分个体可能发展为创伤后应激障碍（post traumatic stress disorder, PTSD）。这类心理创伤会长期影响个体的情绪、认知和行为，并对他们的生活质量产生不利影响。同时，群体中的其他成员也可能因为目睹这些创伤而产生替代性创伤。

（四）社会秩序的混乱

当群体心理危机得不到有效控制时，集体性的恐慌、逃避以及行为失控可能引发破坏公共安全行为，社会秩序容易陷入混乱，甚至可能导致社会结构的失衡和不稳定。例如，重大公共卫生事件或社会动荡期间，若缺乏有效的管理和心理干预，群体内部的混乱局面会加剧。

（五）经济损失

危机事件可导致直接和间接的经济损失，灾难破坏可造成直接经济损失，灾后心理问题导致群体成员的生产力下降，治疗支出增加，产生间接经济损失。有研究估计美国"9·11"

事件发生 5 年后的经济损失高达 3 303 亿美元。群体心理危机还可通过影响儿童发展、削弱社会资本等方式产生长期经济影响。

综上所述，群体心理危机会对群体产生广泛心理影响和社会功能损害，也影响社会稳定和经济发展。正确理解和应对群体心理危机，是减轻危害、保护公众心理健康的重要措施。后续章节将详细阐述群体心理危机的评估、组织实施，及不同类型群体危机事件的干预案例，供各位读者参考。

第二节 群体心理危机评估

在群体心理危机的干预过程中，深入理解并准确评估目标人群的具体需求，是制订有效干预措施的前提。本节将详细讨论如何采用科学方法对目标人群进行评估，并根据评估结果制订个性化的干预计划。

一、群体心理危机评估的意义

对群体进行心理危机评估有助于了解群体在危机中的心理健康状况，及时识别潜在的心理问题，并采取适当的干预措施。心理危机评估不仅对个体的身心健康至关重要，而且对维护社会稳定、提升群体的复原力也有重要意义。

（一）早期识别和干预心理问题

群体心理危机评估的主要目的是在危机中或危机发生后，尽早识别心理问题，进行及时干预。这对预防心理问题的加剧至关重要。①及时识别高风险人群：通过心理危机评估，可以识别出处于高风险状态的个体，如有严重焦虑、抑郁、创伤后应激障碍（post traumatic stress disorder，PTSD）、自杀倾向等的个体，这些人需要即刻的心理干预，以免出现更

5

严重的精神问题甚至自杀等危机事件。②及早干预减少长期困扰：通过评估，可以尽早部署干预措施，避免个体长期受到心理问题困扰。这不仅有助于个体的康复，也能减轻医疗系统的负担。

（二）预防群体心理危机的扩散

在面对重大突发事件时，如自然灾害、公共卫生事件、事故灾难等，心理危机不仅影响个体，还可能在群体中扩散，导致大范围的社会恐慌和集体应激反应。群体心理危机评估有如下作用。①防止心理危机蔓延：评估能够尽早发现群体中的压力源和情绪波动，从而采取针对性的心理疏导措施，防止恐慌情绪的蔓延。②避免社会风险：如果评估和干预不及时，群体中的心理危机逐步积累，可能导致社会的不安定因素增加。尤其是在事故灾难或社会安全事件中，集体的心理危机如果不加以疏导，可能进一步加剧灾害的负面影响。

（三）提升群体的复原力和未来危机应对能力

心理危机评估不仅是识别问题，干预人员还可以通过了解群体的心理状态、应对方式和心理弹性，设计有效的干预措施，从而提升群体的整体复原力。①制订针对性的心理支持方案：通过评估，干预人员可以根据群体具体的心理状态和需求，设计出符合群体特点的心理支持或心理辅导方案，帮助群体更好地应对危机；②增强个体和群体的心理弹性：心理危机评估有助于了解群体面对压力和创伤后的恢复能力，找出复原力较差的个体或群体，提供专门的心理教育和支持，增强整体的抗压能力。

（四）辅助政策制订与资源分配

心理危机评估的结果可以为政府、组织领导者提供可靠的数据支持，以制订更加合理的决策和资源分配策略。①指导资源的合理分配：根据评估结果，可以了解哪些地区、哪些群体的心理健康状况最为严重，从而将服务资源（如心理咨询师、热线服务等）优先分配给这些高需求群体。②辅助政策和策略制订：评估数据能够帮助政策制订者了解群体的心理需求，辅助制订更具针对性的心理健康政策，特别是在重大危机后的恢复阶段。例如，某些群体可能更需要长期心理支持，决策者可以据此安排长期的干预计划。

（五）提高心理危机干预的效率和效果

群体心理危机评估能够提升心理干预的效率和效果。通过全面而科学的评估，①有助于精准识别危机事件对群体造成的主要心理影响，确定是哪种情绪反应更为突出，从而制订更有针对性的干预措施；②个性化心理干预：根据评估结果，可以设计个性化的心理干预方案，避免粗放式的干预模式，确保心理支持能够精准满足群体和个体的需求，提高干预效果。

（六）减少危机对群体的长期负面影响

心理问题具有隐蔽性，不易被识别。心理危机评估，可以减少群体的长期负面影响。①降低心理障碍的发生率：评估能够尽早发现有心理危机的个体，并提供及时的干预，从而减少焦虑、抑郁和PTSD等长期心理障碍的发生率。②预防社会问题的发生：未解决的群体心理危机可能演变为社会问题，如家庭暴力、工作效率下降、犯罪率上升等。通过评估和干预，能够有效减少这些潜在社会问题的发生。

（七）提供科学依据，支持后续研究

心理危机评估的结果可以为学术研究提供宝贵的科学数据，帮助进一步理解群体在危机中的心理变化和应对机制。①提升对危机心理反应的理解：评估数据可以提供真实的群体反应资料，了解群体在不同危机下的心理模式和行为反应；

②推动心理健康干预措施的优化：评估结果可以反馈给心理健康工作者和研究者，帮助他们不断优化心理危机干预方案，提高干预的效果和效率。

总之，准确的群体心理危机评估是实现有效群体心理危机干预的基础，能够有效识别群体危机中的心理问题、提高心理干预的效率、预防长期社会问题，并能增强群体应对危机的能力。通过科学的评估，群体可以更早获得适当的心理支持，从而减少危机对他们身心健康的影响。评估不仅有助于个体和群体的心理康复，还对维护社会的稳定具有重要作用。

二、群体心理危机评估方法

(一) 问卷调查

在群体心理危机的干预中，准确评估群体的心理状态是制订有效措施的关键，采用量表评估是常用举措。针对不同群体和危机场景，量表选择有所侧重。在群体心理危机评估中，心理测评量表旨在评估个体和群体的心理状态、压力水平和应对能力等。不同量表在群体心理危机评估中的应用各有优势，选择时需考虑评估的具体目标和群体特点，以确保评估结果的有效性和准确性。表 1-2 是一些常用的评估工具，以及它们的优劣势。

表 1-2 群体心理危机常用评估工具比较

量表	测量目标	优点	缺点
广泛性焦虑量表（Generalized Anxiety Disorder Scale，GAD-7）	评估个体焦虑症状的严重程度	简单易用，7 个问题可以快速完成；信效度高，在不同群体中有验证	专注于焦虑症状，不能全面反映其他心理危机因素（如抑郁或应激反应）

续表

量表	测量目标	优点	缺点
9项患者健康问卷（Patient Health Questionnaire，PHQ-9）	评估抑郁症状的严重程度，特别适用于群体中的抑郁情绪筛查	评估简单，9个问题可短时间完成；适用于群体大规模筛查	专注于抑郁症，无法评估焦虑或创伤后应激障碍等其他心理危机
创伤后应激障碍筛查量表（Post-Traumatic Stress Disorder Checklist for DSM-5，PCL-5）	评估个体或群体在创伤事件后可能出现的应激障碍	针对创伤后应激障碍症状的评估；对群体中的创伤反应评估特别有效	需要较高的认知投入才能准确理解问题，不适合心理状态较为混乱的群体
简易应对方式量表（Brief COPE）	评估个体应对压力的方式，适用于评估群体的应对行为模式	涵盖应对行为的多种维度，可以反映群体如何应对危机；适用于不同文化和背景的群体	量表较长，部分问题对个体认知水平有一定要求
90项症状清单（Symptom Checklist-90，SCL-90）	全面评估个体和群体的精神症状，涵盖焦虑、抑郁、躯体化等9个维度	全面评估不同类型的精神症状，适合复杂心理危机的群体评估；可用来发现多个潜在问题的共存情况	量表较长，耗费时间，可能不适合快速评估；对个体的自我报告依赖性较高，受主观影响较大
心理弹性量表（Connor-Davidson Resilience Scale，CD-RISC）	评估个体或群体的心理弹性和复原能力	聚焦于正向应对能力，能反映个体和群体的抗压能力；适合群体长期危机的动态评估	针对心理弹性的特定评估，不能全面评估其他心理健康状态

续表

量表	测量目标	优点	缺点
事件影响量表修订版（Impact of Event Scale，IES-R）	评估群体或个体在重大事件后所体验到的创伤应激反应	重点关注事件后的应激反应，特别适合群体在灾难或突发事件后的心理评估	专注于创伤反应，其他心理问题无法被全面评估

选择评估量表时，首先应考虑具体的评估目标（具体参考表 1-2），其次需要考虑群体特点、危机的性质、评估的时间与资源限制、评估的重复性与动态性等因素，以下是选择时的参考因素。

1. 群体特点

（1）年龄：在评估青少年时，选择适合青少年的简单易懂、问题较少的量表更为合适。例如，PHQ-9 和 GAD-7 都是较为简短、问题清晰的量表，能够避免过度复杂化的评估工具给青少年带来的理解困难。而老年群体可能存在认知功能减退的问题，因此，选择简洁且文化适应性强的量表更为合适，如简易应对方式量表或焦虑、抑郁相关的量表。

（2）文化背景：评估工具应适应群体的文化背景。例如，SCL-90 虽然广泛使用，但不同文化对某些问题的理解可能不同，需要确保量表已适应目标群体的文化背景。对于多文化背景的群体，选择文化中性或已进行跨文化验证的量表非常重要。

（3）教育水平：对于低教育水平或认知能力较低的群体，复杂的评估工具可能会增加理解和作答的困难。此时应选择结构简单、问题直接的量表，如 GAD-7 或 PHQ-9。对于受教育水平较高的群体，可以使用涉及多维度、复杂心理状态的量表，如 SCL-90 和 PCL-5，这些量表可以捕捉到更多层次的心理变化。

（4）职业背景：不同职业群体可能面临不同的心理压力。例如，医务工作者或救援人员面对灾难时可能会有更强的创伤应激反应。在这种情况下，PCL-5 或 IES-R 可以帮助评估他们的心理创伤。对于企业员工或教育工作者，选择应对方式和心理弹性相关的量表（如 Brief COPE 和 CD-RISC）可能更加合适，以帮助评估他们的压力应对能力。

2. 危机的性质　不同类型的危机（如自然灾害、经济危机、暴力事件）对群体心理的影响不同。对于经历创伤事件的群体，可以使用针对创伤的量表如 PCL-5 和 IES-R；而在面对经济或社会不确定性时，应对能力和情绪状态（如焦虑、抑郁）的评估更加重要，可以选择 GAD-7、PHQ-9 等。

3. 评估的时间与资源限制　在实际的心理危机评估中，时间和资源的限制也是选择量表的关键因素。短时间内需要对大规模群体进行评估时，选择简短而有效的量表如 GAD-7 和 PHQ-9 是较为合适的。若有更多的时间和资源，则可以选择 SCL-90 等更为全面的工具。

4. 评估的重复性与动态性　在进行群体心理危机的连续跟踪时，选择简短、易重复的量表非常重要。例如，CD-RISC 可以在不同时期进行多次评估，评估群体心理弹性的变化。而对于短期评估来说，量表的简便性（如 GAD-7 或 PHQ-9）有助于提高群体的配合度。

总之，在进行群体心理危机评估时，需要根据具体情况选择合适的量表，或进行组合应用，并结合访谈等定性方法，才能更全面地了解群体的心理需求，从而制订更有针对性的干预措施。

（二）深度访谈

深度访谈能够提供超越量化评估的深入信息，帮助我们理解群体心理危机背后的复杂情感和社会关系。为了确保访谈的有效性,我们需要明确访谈对象和访谈内容,并制订详细的访谈提纲。

1. **访谈对象** 选择合适的访谈对象是获取有效信息的关键。在群体心理危机中,我们可以选择以下几类人群进行访谈。①受危机影响的群体成员:他们是直接经历者,能够提供关于群体情绪反应、应对方式、需求和挑战的第一手资料;②群体领导者或关键人物:他们对群体状况、内部关系和资源拥有更全面的了解,可以提供关于群体凝聚力、领导方式和决策过程等方面的信息;③社会工作者、心理咨询师等专业人士:他们具备专业知识和经验,能够从专业角度分析群体心理危机的影响,并提供干预建议;④与受影响群体关系密切的人:例如,家属、朋友、同事等,他们可以提供关于群体成员在危机前后的变化、社会支持网络等信息。

2. **访谈内容** 深度访谈的内容应该围绕群体心理危机的发生、发展和影响展开,并关注群体成员的情感体验、应对方式和需求。表1-3是一些可以探讨的主题。

表1-3 深度访谈可探讨主题

访谈主题	详细内容
危机事件的影响	群体成员如何理解和描述危机事件? 事件对他们的生活、工作、学习以及人际关系造成了哪些影响?
群体的情绪和行为反应	群体成员在面对危机时经历了哪些情绪变化? 他们的行为方式发生了哪些改变? 群体内部是否存在共同的行为模式?
群体的应对机制	群体成员采取了哪些方式来应对危机? 这些应对机制是否有效? 是否存在适应不良的应对方式?

续表

访谈主题	详细内容
群体的需求和资源	群体成员目前最需要哪些帮助和支持？ 他们能够获得哪些内部和外部资源？
群体内部的互动和支持	危机事件对群体成员之间的关系产生了哪些影响？ 群体内部如何互相支持？ 是否存在冲突和矛盾？
群体对未来的展望	群体成员如何看待未来？ 他们对未来有哪些期待和担忧？

3. 访谈提纲 为了保证访谈的结构性和深度，我们需要设计详细的访谈提纲。表 1-4 是一个示例提纲，您可以根据具体情况进行调整。

表1-4 访谈提纲示例

访谈提纲	
1. 开场白（5 分钟）	•向受访者表示慰问，并简要介绍访谈的目的和流程 •强调访谈的保密性，并告知受访者可以拒绝回答任何问题
2. 了解群体和危机事件（10 分钟）	•请您描述一下您所在的群体，以及群体成员之间的关系 •您是如何得知这次危机事件的？ •您对事件的发生有什么感受？
3. 群体情绪和行为反应（15 分钟）	•在危机事件发生后，您和群体成员有哪些情绪反应？ •这些情绪反应对您的日常生活有什么影响？ •您和群体成员采取了哪些行动来应对危机？

续表

访谈提纲	
4.　了解群体需求和资源（15分钟）	• 您认为您和群体成员目前最需要哪些帮助和支持？ • 您知道有哪些资源可以帮助您和群体成员渡过难关吗？ • 您认为政府、社会组织和个人可以做些什么来帮助您和群体？
5.　探讨群体内部的互动和支持（10分钟）	• 这次危机事件对您和群体成员之间的关系有什么影响？ • 群体内部是如何互相支持的？ • 您认为群体内部的沟通和互动是否顺畅？
6.　展望未来（5分钟）	• 您对您和群体对未来有什么期望？ • 您认为这次危机事件会给您和群体带来哪些长期影响？
7.　结束语（5分钟）	• 再次感谢受访者的参与，并询问是否还有什么想补充的 • 提供联系方式，以便受访者在需要时可以获得帮助

需要注意的是，深度访谈是一个灵活的过程，访谈提纲只是一个框架，您可以根据受访者的回答和现场情况进行调整。最重要的是，要保持真诚和同理心，与受访者建立信任关系，鼓励他们分享真实的想法和感受。

（三）参与观察

参与观察是一种深入群体内部，通过观察者亲身体验来了解群体社会动态和行为模式的工作方法。它区别于单纯的外部观察，强调观察者在自然情境中与目标群体共处，并积极参与到群体的日常活动中。这种方法能够帮助研究者获得更真实、更全面的信息，尤其是一些难以通过问卷或访谈获取的非语言信息和群体互动细节。

1. **参与观察的优势**　①真实性：观察者身处真实情境中，能够观察到群体成员在自然状态下的行为表现，避免了人为干预带来的偏差；②全面性：除了语言交流，观察者还可以关注群体成员的表情、动作、语气等非语言信息，以及群体互动模式、权力关系、文化规范等，获得更全面的信息；③动态性：参与观察是一个持续的过程，观察者可以观察到群体在不同时间、不同情境下的变化，以及群体成员之间的互动和影响。

2. **参与观察的开展**　①选择合适的观察场景：例如，群体成员经常聚集的地方、群体活动场所等；②明确观察目标：例如，观察群体成员的情绪表达方式、互动模式、领导角色等；③记录观察结果：可以使用笔记、录音、录像等方式记录观察结果，并进行整理和分析。

3. **参与观察的应用**　在群体心理危机中，参与观察可以帮助我们实现以下目标。①了解群体的情绪氛围和压力水平：观察者可以通过观察群体成员的表情、语气、肢体语言等，判断群体的情绪状态；②识别群体内部的冲突和矛盾：观察者可以通过观察群体成员之间的互动方式、沟通模式，识别潜在的冲突和矛盾；③发现群体应对危机的积极因素：观察者可以关注群体成员之间的互相支持、资源共享、共同目标等，发现群体应对危机的积极因素。

4. **参与观察的注意事项**　①伦理问题：观察者需要获得群体成员的知情同意，并尊重他们的隐私和文化背景；②观察者效应：观察者的存在可能会影响群体成员的行为，需要尽量减少观察者效应；③主观性：观察结果难免带有观察者的主观性，需要进行反思和批判性分析。

总而言之，参与观察是一种非常有价值的方法，能够帮助我们更深入地了解群体心理危机。通过将参与观察与其他方法相结合，我们可以获得更全面、更准确的信息，从而制订更有效的干预措施。

三、群体心理危机评估内容

在进行群体心理危机干预评估时，针对目标人群的评估需从多个维度展开，以全面了解群体在危机中的心理健康状态、应对能力、支持需求等。

（一）群体宏观层面

从群体宏观层面看，需要注意以下几个关键内容。

1. 危机性质和背景　了解危机的类型、范围及其对群体的直接影响，是进行心理危机干预评估的基础。①危机事件类型：是自然灾害、公共卫生事件、事故灾难，还是社会安全事件？不同类型的危机会对群体产生不同的心理冲击；②危机影响范围：评估危机对群体的影响是局部的还是广泛的，涉及的人数有多少，是否波及了社会的多个方面，如经济、健康、教育等；③危机持续时间：危机是突发事件还是长期危机？持续时间越长，心理健康受到的影响可能越严重。

2. 群体心理健康状况　对目标人群的心理健康状态进行全面评估，是干预的重要基础。评估工具应根据群体特点和危机类型进行选择，涵盖以下内容。①心理症状筛查：使用焦虑、抑郁、创伤后应激障碍（PTSD）等症状评估量表，如GAD-7（焦虑评估）、PHQ-9（抑郁评估）、PCL-5（创伤后应激障碍评估），可以快速了解群体中高危个体的比例；②心理应激水平：使用应激评估工具［如压力感知量表（Perceived Stress Scale，PSS）］评估群体面临危机时的应激反应水平，以便了解群体的压力源和应对方式；③心理弹性评估：使用心理弹性量表（如CD-RISC）评估群体在危机中的恢复能力，识别出哪些个体或群体有较强的应对危机的能力，哪些群体较为脆弱。

3. 群体社会支持系统　社会支持是心理危机干预的重要资源。通过评估群体的社会支持系统，可以了解他们在危机中的应对资源和社交网络。①家庭支持：评估群体中的个体是否获得了足够的家庭支持，家庭成员是否在危机中提供了情感、物质或信息上的帮助；②社区支持：了解社区是否提供了有效的帮助和支持网络，如社区心理咨询、志愿者援助、物资分发等；③社会资源可获得性：评估目标人群是否能够获得政府、非政府组织或其他机构提供的社会资源，如医疗资源、心理援助服务等；④孤立风险：特别是在疫情或隔离情况下，评估群体中是否有个体因物理隔离而面临社会孤立，缺乏有效的社会支持。

4. 群体内外关系　危机可能会影响群体内部的关系以及与外部群体的互动，这些变化需要在评估中加以关注。①群体凝聚力：评估危机是否增强了群体的凝聚力，或是导致了分裂。例如，在重大危机（如战争或自然灾害）中，群体的团结程度可能会有所增加，但同时也可能出现内部分歧。②群体与外部的互动：评估群体与外界的联系是否受到危机的影响，是否因为隔离、封锁等原因导致外部资源和支持的获取受到限制。

（二）个体微观层面

从个体微观层面看，需要注意评估以下几个方面。

1. 个体应对策略和行为　评估目标人群的应对策略有助于了解他们在危机中的行为反应和心理调适方式。①应对方式：使用应对方式量表（如 Brief COPE）评估个体如何应对压力和危机，区分正向应对（如寻求支持、问题解决）和负向应对（如回避、否认、物质滥用）；②应对行为效果：了解不同应对行为的效果，评估是否有负向应对行为加重了个体的心理压力或情绪困扰,如酗酒、过度工作等。

2. 情绪与情感状态　群体的情绪状态在危机期间可能急剧波动,因此评估个体和群体的情感状态是必要的。①情绪波动:了解目标人群在危机中的情绪变化,如焦虑、恐惧、愤怒、无助感等情绪是否持续、加剧或消退;②情绪调节能力:评估群体在危机中的情绪调节能力,识别出在危机情境下情绪难以控制的个体,这部分人群可能更需要情绪管理的辅导和支持;③情感连带:评估群体中个体之间的情感连带是否发生了变化,是否有个体因危机事件产生了隔阂或增强了团结意识。

3. 认知与态度　群体在危机期间的认知和态度直接影响他们对事件的理解和应对方式。①对危机的认知:评估个体和群体对危机的理解,是否有认知偏差或误解,如对危机的过度恐慌或低估风险等。这些认知偏差可能会影响个体的应对行为;②对未来的展望:了解群体对危机后的未来的预期,是否有悲观、绝望的情绪,是否有信心面对未来。这将直接影响他们的心理健康状况;③责任归因:评估个体对危机的责任归因,是归因于自己、他人,还是外部环境?负性归因(如自责、怨恨他人)可能会加剧心理问题。

4. 行为反应和适应能力　危机中的行为反应是心理状态的外在表现,评估群体的行为变化可以帮助更好地理解其心理状况。①行为改变:评估群体在危机中的行为变化,判断是否出现了明显的适应不良行为(如逃避责任、孤立自己),或者是否表现出积极的行为反应(如参与危机应对工作、帮助他人等);②适应能力:评估个体在危机中的适应能力,如是否能够灵活调整生活方式、面对突发情况迅速做出调整等;③潜在的危险行为:识别出群体中可能存在的高危行为(如自残、自杀念头、暴力行为),这些行为需要立即干预。

5. 个体化干预需求　群体中的个体可能有不同的心理需

求,评估过程中需要识别出那些需要个体化心理干预的群体成员。①个性化心理需求:评估群体中有特殊心理需求的个体,如已有精神障碍、心理脆弱或特殊背景(如失去亲人、严重受伤等)的个体,确保他们能够获得及时的心理支持;②干预优先级:根据评估结果,确定哪些个体或群体需要立即干预,哪些可以暂时进行观察或通过常规的社会支持获得帮助。

6. 危机后的持续支持需求　危机后期,群体的心理需求可能会延续,因此需要在评估中考虑长期的支持需求。①长期心理支持:评估群体在危机过后的长期心理支持需求,是否需要持续的心理咨询、团体辅导或社区支持;②心理康复计划:制订长期的心理康复计划,帮助群体逐步从危机中恢复,防止出现长期心理障碍或创伤后应激反应。

综上,对目标人群进行群体心理危机干预评估时,必须综合考虑危机的性质、群体心理健康状况、社会支持系统、应对策略、情绪状态、认知态度、行为反应、群体关系、个体化需求以及危机后的长期支持需求。通过多维度的评估,可以全面了解群体在危机中的心理状况,进而制订有效的心理干预和支持计划,帮助群体渡过危机并恢复正常生活。

四、评估注意事项

群体心理危机评估是一个复杂而关键的过程,确保有效评估可以为后续的心理干预提供重要依据。以下是评估过程中需要关注的核心环节和注意事项。

(一)评估准备与目标设定

1. 明确评估目标　在进行评估之前,必须明确评估的具体目标,确定评估是否旨在了解群体的心理健康现状、情感状态、应对能力,还是为了识别高危个体。

2. 确定评估范围　评估应涵盖的范围包括情绪状态、应激反应、社会支持系统、行为反应等方面，同时需明确是评估整个群体还是特定子群体（如儿童、老年人）。

3. **团队培训**　确保评估团队具备危机干预和心理评估的专业能力，并对文化敏感性、伦理问题和个体隐私有充分的了解。

（二）危机背景与影响范围评估

1. **危机类型与影响范围**　评估危机的性质，如自然灾害、公共卫生事件或社会冲突，并分析危机对群体的心理健康和生活方式的具体影响。包括受影响的地域、人数以及群体的社会经济背景。

2. **危机的急性与持续性评估**　评估危机的时间线，包括初期应激反应和后续的长期心理健康影响，以了解不同阶段的心理危机状态。

（三）高危个体与潜在风险识别

在群体中应识别出具有自杀风险、严重抑郁或创伤后应激障碍（PTSD）症状的高危个体，这些人可能需要更深入的心理干预；同时，通过行为观察和信息收集，识别出可能存在的危险行为（如自残或暴力倾向），并进行及时干预。

（四）考虑文化与社会背景因素

确保评估过程尊重群体的文化背景、宗教信仰和社会习俗。不同文化对危机的反应方式可能不同，因此评估应采取文化敏感的方式进行。此外，还需要考虑群体的经济状况、教育水平等对心理危机的影响。经济压力、生活条件的恶化可能加剧群体的心理问题。

（五）信息流通与沟通评估

评估群体在危机中的信息获取渠道，是否有准确的危机信息传播，避免因谣言或误导信息导致恐慌情绪。确保评估中使用的沟通方式适合受众的理解水平，及时、准确地传递信息,防止进一步的心理压力。

(六)群体需求与资源评估

评估应涵盖群体当前的紧急需求,如心理支持、生活物资和医疗服务等,同时识别其长期心理康复的需求;根据评估结果,确定资源分配的优先级,确保最需要帮助的个体和群体能够及时获得必要的支持。

(七)评估工具的选择

在进行评估时应使用标准化评估工具,如广泛性焦虑量表(GAD-7)、9项患者健康问卷(PHQ-9)、创伤后应激障碍症状清单(PCL-5)等常用的经过实证检验的量表,确保结果的准确性和可比性。此外,还应结合多种方法,如采用定量和定性评估方法的结合,如问卷调查、面对面访谈、焦点小组讨论等,以获取全面的评估结果。

(八)伦理与隐私保护

评估过程中要严格遵循隐私保护原则,确保个人信息的保密性,尤其是在处理高危个体数据时。此外,参与评估的群体成员必须知情同意,评估过程不能强制,且需尊重个人的选择和决定。

(九)评估结果的总结与报告

对评估数据进行系统分析,提炼出主要的心理健康问题、需求和潜在风险点。根据评估结果,提出可行的干预建议,确保群体心理危机干预措施的有效性和针对性。撰写清晰、详尽的评估报告,向相关机构和利益相关方汇报评估结果,并为后续干预提供决策依据。

进行群体心理危机评估时,必须综合考虑多个环节,包括心理健康状况、社会支持系统、行为反应、高危个体识别、文化敏感性等。评估工具的选择、信息流通的有效性以及评估结果的总结与干预建议同样重要。此外,伦理和隐私保护在评估过程中也应当得到高度重视。通过科学、系统的评估过程，可以为后续的心理干预打下坚实基础，帮助群体更好地应对心理危机。

第三节　群体心理危机干预的形式

群体心理危机干预涵盖了多种场景，如自然灾害、社会安全事件、事故灾难、公共卫生事件等不同类型事件引发的群体性心理危机；群体心理危机干预对象分为不同场所的群体，如校园师生、医院医务人员、企业职工、社区居民、道路司乘人员等；群体心理危机干预形式有多种，如心理健康讲座、团体辅导、个体咨询、科普宣传等。

根据危机事件发生的时间阶段，群体心理危机干预通常分为三个阶段：危机初期、危机中期和危机后期，每个阶段有不同的干预重点，以确保从紧急干预到长期支持的全面覆盖。以下是不同阶段干预的一些常见形式。

一、初期危机干预

在危机发生的最初阶段，群体处于高度的应激状态，情绪波动大，可能存在恐慌、焦虑等急性反应。初期干预的目标是稳定情绪、满足基本需求，并为后续干预打下基础。

（一）信息收集与方案制订

突发事件发生后，心理危机干预队伍接到任务通知后迅速响应，通常是通过电话联系收集危机事件相关信息，组建危机干预队伍，准备赶赴危机现场所需物资，为具体实施心理危机干预做好事前准备。此阶段需要危机干预队长或联络员有较强沟通和应变能力，在拨打电话过程中快速、有效获取所需信息，信息收集尽量全面、准确，并做好记录和传达，预估心理危机的潜在风险和事发地群众的心理需求。组织部署危机干预队伍,注意队伍成员之间的协作、分工与配合。在赶赴现场途中,可组织队员讨论,制订初步心理危机干预应急方案。

(二)心理危机评估

危机评估常由危机干预小组共同完成,危机干预小组包括心理治疗师、精神科医生、心理咨询师、社会工作者和管理人员等。评估内容包括:

1. 现场评估　危机发生后,小组成员应迅速赶赴现场,评估受影响群体的规模、心理状态以及紧急需求(物质、医疗需求等)。

2. 评估群体需求　①快速评估群体的心理状态:通过现场观察、访谈或问卷调查评估群体的情绪状态、应激反应和潜在心理健康问题,如焦虑、恐慌、抑郁等;②识别高危个体:特别关注有自杀风险、极度焦虑或创伤后应激障碍(PTSD)症状的个体,确保其得到快速的心理支持。

3. 转介支持　对于需要进一步干预的个体,干预小组负责将其转介至精神卫生机构或其他相关机构。

(三)心理急救

在危机发生后的24~72小时内,心理急救(psychological first aid,PFA)是群体心理危机的主要干预方式之一,是危机初期最常用的干预方式。心理急救强调满足受影响者的基本需求,提供安全、安慰和情感支持,帮助他们恢复心理安全感和掌握应对压力的技能。具体操作包括:倾听并尊重个体的情绪表达,不强迫他们进行深度的情感讨论;评估需求和关注点;协助解决基本需求(食物、住宿、医疗服务、信息等);提供实用帮助(交通、法律、经济援助等);联结社会支持系统,帮助群体重新连接他们的社会支持网络,包括家庭、朋友和社区资源等;提供准确的应对信息,缓解谣言和误导信息造成的恐慌。心理急救可由受过培训的专业人员或志愿者提供。

二、中期危机干预

危机发生几天到数周后，群体心理状态逐渐进入调整期。在这一阶段，干预的重点是进一步稳定情绪、恢复群体的日常功能，并开始处理心理创伤。

（一）支持性团体心理活动

组织支持性团体活动，旨在为受影响的群体成员提供一个分享经历、情感表达和相互支持的平台。支持性团体活动的形式多样，如支持性小组会议、社区聚会、团体心理咨询等。其目的在于提供安全和支持的环境，让受影响群体成员能够安全地分享他们的经历、感受和想法，并获得来自他人的理解和支持；促进相互学习和帮助，让群体成员能够互相学习应对策略、分享资源、互相鼓励和支持；增强群体凝聚力，通过共同经历和互相帮助，增强群体成员的归属感和凝聚力。团体规模以 8~10 人为宜，每次 1~2 小时，共进行 3~6次。团体由 1~2 名训练有素的引导者主持。

（二）心理健康教育

开展心理健康教育讲座和工作坊，教授群体成员危机应对、压力管理、情绪调节、问题解决等技能，帮助其重建心理免疫力和生活掌控感。讲座内容要接地气，紧扣受众需求，可采用案例分析、角色扮演等互动性手段，以增强实操性。可教授练习压力应对的实用技巧，如呼吸训练、放松训练和正念练习，以缓解压力。教育手段除面授外，还可利用手机App、网络课程等形式。讲座可面向不同人群，如老年人、儿童、救援人员等，分类开展。

（三）个体心理咨询和治疗

为有严重应激反应或精神症状的成员提供个体心理咨询

和治疗。常用的干预方法包括认知行为治疗（CBT）、认知加工疗法（CPT）、延长暴露疗法（PE）、叙事暴露疗法（NET）、眼动脱敏与再加工技术（EMDR）等，帮助其处理负面思维模式，引导其逐步面对和处理创伤记忆，降低创伤事件对他们的长期心理影响。将有自杀风险者转介至精神专科评估和处置。

（四）社区动员与社区参与

开展社区动员，鼓励社区居民参与社区重建和发展项目，有助于缓解心理压力和加快心理恢复过程。社区参与计划的形式多样，如社区重建项目、志愿者服务、互助小组、社区活动等。其目的在于促进社区重建，鼓励居民为社区贡献力量；增强社区凝聚力，通过共同参与社区活动，增强群体成员的归属感和社会联结；提高个体自我效能感，通过参与有意义的活动，帮助群体成员恢复自信和掌控感。

（五）沟通策略和媒体宣传

利用媒体平台，提供准确的传播信息，及时向公众发布有关危机事件的准确信息，避免谣言和不实信息的传播，缓解谣言和不实信息所引发的集体恐慌；引导舆论，引导公众理性看待危机事件，避免过度恐慌和焦虑；宣传心理健康知识，通过媒体平台，宣传心理健康知识和应对技巧，帮助公众更好地应对危机事件带来的心理压力。

三、后期危机干预

在危机发生数月后，群体逐渐进入恢复期，但仍可能存在一些长期的心理健康问题。后期干预旨在为群体提供持续的心理支持，预防长期心理障碍并促进复原。

（一）建立社会支持网络

为便于求助，危机事件发生后可整合辖区内的心理健康服务资源、医疗资源和社会支持网络等，在灾后社区内设立心理危机干预站点、线上心理援助热线。针对重大突发事件，通过设立或依托社会组织、社区、医疗机构等资源建立长期心理援助机构、热线电话等，为有需求的人员提供随时可获取的心理支持，长期提供个体咨询和危机干预服务。

（二）长期随访与干预效果评估

经过初期和中期的应急响应危机干预，群体危机干预进入本次干预的后期，这时工作人员开始撤离或者更换下一批队伍，或者与当地工作人员完成工作交接。此时应确保各项危机干预措施得到妥善落实，工作重心转向长期心理康复和创伤修复，考虑制订长期随访方案，向当地提出长期干预的工作建议。

长期随访的目的在于持续评估群体心理健康状态，通过定期调查、心理健康筛查等方式，持续评估受影响群体的心理健康状况，注意对初期和中期干预中的高危人员安排一对一的随访，评估干预措施的效果，特别是心理急救、支持性团体活动和心理辅导的成效，并根据评估结果调整和优化干预策略。识别可能出现长期心理问题（如 PTSD、抑郁症）的人群，并为那些在中期阶段表现出严重心理创伤或心理健康问题的个体，提供持续的心理辅导或治疗。

群体心理危机干预的步骤从危机初期的快速响应、情绪稳定到中期的情绪疏导和长期的心理支持，贯穿了危机事件处置的全流程。有效的心理干预不仅帮助群体快速恢复心理稳定，还通过长期支持促进心理康复和复原。每一个阶段的干预措施需根据群体的具体情况灵活调整，确保心理危机干预科学有效。在处理危机的过程中，要注意资源分配的合理性，优先满足最需要帮助的个体和群体，特别是处于高风险状态的成员。此外，心理危机干预过程需要与其他领域协作，如行政指挥、医疗救治、社会工作、社区等，需要整合多方资源以提供全面支持。

（王　钢　袁　宁　周　洋）

第二章 群体心理危机干预的组织与管理

第一节 组建群体危机干预队伍

一、心理危机干预队伍组建需考虑的因素

(一)危机干预需求评估

了解危机事件的具体情况,包括受累人群数量、结构和分布等,根据需求决定人员队伍的结构和数量。需求评估往往根据既往该地区或其他地区类似危机事件以及此次事件的具体情况、文献复习了解相关事件的影响、有关部门和地方行政领导的诉求和访谈情况等方面来确定。

(二)获得行政许可与支持

心理危机干预是否能获得行政支持是成败的关键要素,因此,组建队伍前需要获得行政上的支持,包括:师出何名、政令畅通、物质保障、人员调动许可等。

(三)可联络的其他队伍信息

了解和掌握其他队伍的信息,确保可用资源,包括:当地精神卫生服务资源、上级精神卫生资源、其他医疗卫生资源以及其他可能会用到的资源(如专业社团组织、居委会、村委会等)。

(四)临阵培训内容

要求统一标准的培训,也可以是分级分层培训,内容包括心理危机干预基本知识、评估技术、支持技术、稳定化技术以及常用的认知行为治疗技术等。不同组员的培训的内容要求不同。

（五）人员队伍组织架构

主要包括确认人员组织结构和联络方式。组织结构一般为确定总负责人及行政助理、业务助理、联络助理，以及各组组长。

（六）专人管理和保存资料

保存培训、干预、组员、干预对象心理评估等相关资料。及时总结汇总，出版解密数据和资料。资料保存必须做到专人负责。

二、心理危机干预队伍的人员组成及要求

一般来说，心理危机干预人员可以包括：精神卫生专家、心理卫生专家、社会工作人员、志愿者等，根据不同的需求决定相应的配置比例，但都需要符合心理危机干预工作者的基本要求（心理危机干预工作者职业素养详见附录1）。

在组建人员队伍时通常针对不同类型危机事件的特点以及严重程度进行人员甄选。例如，重大突发公共事件的心理危机干预工作应主要组织有实战经验的人员，对于破坏性特别严重的危机事件，应以精神科医师和心理治疗师为主，发挥精神科医师对精神障碍的诊断、治疗的优势，辅以有危机干预经验的心理咨询师开展现场心理辅导工作。

三、心理危机干预队伍的组织架构与职责

各地区应建立心理危机干预领导小组、专家组和机动队。领导小组负责本辖区内突发危机事件心理危机干预专家组和机动队的组建，承担各类突发危机事件中心理危机干预工作的组织协调工作；专家组负责对突发危机事件心理危机干预工作提供咨询建议、技术指导、培训和干预支持；机动队在领导小组的统一指挥和调度下负责本辖区内突发危机事件的心理危机干预应急行动。

通常应对危机事件的心理危机干预队伍主要从机动队中调派,组建的危机干预队伍进入干预现场前应确立明晰的组织领导体系,如领队、业务副领队、行政副领队以及助理等。领队主要负责心理危机干预现场的组织领导工作;业务副领队协助领队分析和制订危机干预计划、具体组织实施心理危机干预等业务工作;行政副领队负责协助领队进行工作任务分配、危机现场管理、组织协调等行政工作。心理危机干预队伍还可根据工作内容分为不同工作小组,工作小组设组长、副组长,组织小组工作人员开展心理危机干预工作。除此之外,在心理危机干预现场尚需确定协调员或联系人、专业技术人员、后勤保障人员(包括保健人员)、信息发布人员等,做到分工明确,各司其职。根据人员分工不同,分层开展针对性的培训。

第二节　协调群体危机干预现场

一、进入危机现场的准备工作

(一)常规物资

根据突发危机事件的类型不同,相关物资的准备差别较大。一般出发前应考虑准备的物资如下。

1. 生活物资　包括帐篷、充足的食物、手电筒以及个人物品等。

2. 通信工具　手机、海事卫星电话(必要时)、充电器、备用电池等。

3. 必要的药品　包括个人防护用品和常用药品,急诊常规用药、精神科常用药物等。

(二)专业技术资料

包括心理健康教育资料、心理危机评估工具以及心理危机干预技术手册、现场干预培训手册等。

1. 心理健康教育资料 大多根据危机事件的性质临时编制，主要针对危机当事人的心理健康教育指导，内容包括突发事件可能带来的心理影响及症状、如何自我识别、如何自我调节、寻求帮助的方式、心理危机干预团队的联络方式等（参考范例见附录2）。

2. 心理危机评估工具 是心理危机干预工作人员对现场危机当事人心理健康状况进行评估的量化工具，具体详见下一章节。

3. 现场干预培训手册 是心理危机干预专家组对参与现场心理危机干预的机动队人员进行临阵心理危机干预培训的资料，内容包括心理危机干预基本知识、评估技术、支持技术、稳定化技术以及常用的认知行为治疗技术等，根据危机事件具体情况和人员组成灵活选择。

4. 心理危机干预技术手册 是提供给现场心理危机干预人员的参考，主要为具体心理危机干预技术的操作流程和使用技巧等。

二、快速评估危机现场状况

心理危机的评估是心理危机干预工作中的一个关键环节，心理危机评估的结果是制订心理危机干预策略的重要依据，同时心理危机的评估过程也是心理危机干预的一项重要内容之一，可以说心理危机评估是心理危机干预工作的开始，并贯穿干预过程始终。

危机事件的心理危机评估依据不同的心理学理论以及心理危机干预工作者的不同背景，可能有不同的心理危机评估方法和工具。但一般来说，心理危机评估至少应包括确定危机事件的严重程度、预测危机事件的精神卫生问题及服务需求，以及确定相关人群的心理健康状况和伤害性行为的危险性等方面的内容。其中危机事件的性质和服务需求是危机干预工作者进入现场需要进行快速评估的内容，危机事件对相关人群的心理影响一般需要在访谈过程中逐步评估。

（一）确定危机事件的严重程度

对危机事件的严重程度的评估，是有效组织和实施心理危机干预的重要保证。危机事件的严重程度评估一般通过资料收集、与相关救援部门访谈、现场调研等形式进行，重点应明确危机事件的性质、影响范围、影响程度、影响人群及分类等方面的问题。由于事件性质不同、影响程度难量化，大多凭心理危机干预工作人员的经验进行评估。

（二）预测危机事件的精神卫生问题及服务需求

根据危机事件的严重程度以及相关人群的数量、心理健康水平，快速预测危机事件的精神卫生问题及服务需求，是制订心理危机干预策略和成功组织实施心理危机干预工作的重要保证。心理危机干预工作组应快速做出预测，如团队不能满足其需求应及时向上级组织汇报，增加团队力量，或更换团队。

三、与救援指挥部及其他部门建立协调关系

在进入危机干预现场开展工作之前，首先应与现场救援指挥部建立联络协调关系，如有可能可以召开一个碰头会议，告知心理危机干预团队的授命、人员组成、计划开展工作的内容，了解危机事件的性质、影响范围、服务需求等，获得工作许可和支持，并互通联络人员信息。

其次，还需要与现场和当地其他部门建立协调关系，如当地精神卫生医疗机构、急救部门、心理卫生协会或其他相关社团组织、街道办事处或社区委员会等部门，为开展工作

过程中可能碰到的人员组织、转诊服务、生活保障等问题提供支持和保障。

四、构建危机干预工作与生活环境

到达危机事件现场与救援指挥部联络、获得工作许可后，心理危机干预团队须快速研究，确定大致的工作内容和工作范围，根据可获得的工作支持，建立安全、有效的工作环境。同时，落实后勤保障，根据团队人员情况，解决心理危机干预团队的食宿、交通等问题。危机事件现场的工作和生活条件通常很差，但应尽可能地为现场危机干预工作人员提供基本的食物、清洁水和休息场所，危机干预团队需落实专人负责后勤保障工作。

五、制订危机干预现场工作制度

规范的制度保障是心理危机干预成功的前提，一般来说，在危机干预培训过程中或进入危机干预现场后，要组织干预团队人员制订和学习心理危机干预现场工作制度，主要的工作制度如下。

（一）组织管理制度

危机干预工作人员的任何活动都应该在统一规划和指挥下进行，坚决反对个人英雄主义。现场工作应该做到"六个统一"，即统一组织、统一指挥、统一评估工具、统一工作流程、统一干预技术、统一宣教资料。

（二）工作流程与规范

开展工作之前，心理危机干预团队需讨论制订具体的工作流程、工作规范和作息时间，并严格遵守，保障最低限度的休息时间，避免因过劳导致工作效率降低和减员。危机干预工作者应做好工作记录，尤其是针对危机干预对象的干预记录，必要时对典型案例进行案例摘要记录。各工作小组每天记录、汇总当天的工作，包括开展工作的人员情况、访谈干预的人数、开展心理评估的人数、发现存在心理应激反应的人数、重点需要关注的案例以及宣教资料发放情况，等等。

（三）例会督导制度

每天晚上集中召开会议，对当天工作进行汇总分析，提出工作的重点和难点，部署第二天工作。危机干预工作人员简单汇报一天的工作情况并接受心理督导。

（四）心理查房制度

重点或疑难案例采取"三级查房"制度，心理干预工作人员处置困难的案例，先由各小组讨论，提出处置方案，仍未能解决者，在每天的例会上提出讨论，制订应对措施，或安排技术专家进行干预。

（五）干预回访制度

对心理干预对象进行访谈、评估、干预后，应每日进行回访，了解干预后被干预对象的变化，必要时进行连续干预。在任何的危机事件心理干预过程中，都应做到干预一个回访一个。

（六）简报通报制度

每天对危机干预的工作状况进行汇总，并以简报形式进行发布，包括救援指挥部、上级主管部门，必要时形成新闻通稿发布新闻媒体，但所有心理危机干预过程的有关信息应由专人统一对外发布，可以发布的信息内容必须经团队领队确认，禁止个人随意向媒体发布有关信息。

（七）会诊转诊制度

在干预的过程中如果发现被干预对象存在躯体问题需要其他专科进行诊治时，需联系现场进行卫生救援的其他专家进行会诊；如发现自己无法处理的问题或被干预对象存在精神障碍可能时，需及时转诊至团队其他专家或当地精神卫生机构，必要时予住院观察。

第三节　控制群体心理危机传播

一、对救援指挥部提出处置危机的心理学建议和意见

进入现场评估后需尽快向救援指挥部或其他相关部门提出心理学相关的建议，包括当前危机事件导致群体心理危机的状况及可能的发展态势、减缓群体心理危机的主要措施、严重心理危机的救援和处置建议、媒体及其他救援处置信息传播途径的指导和规范等等。这些建议有利于救援管理，更有利于心理干预工作的开展（对指挥部提出的处置危机的心理学建议和意见范例见附录3）。

二、心理危机干预团队存在告知

对于危机当事人来说，心理的支持和关注是极为重要的，告知心理危机干预团队的存在本身就是一种心理的支持，作为现场心理危机干预团队人员，应通过各种形式让被干预对象知晓心理危机干预的存在、了解心理危机干预及危机干预团队基本信息、获得心理干预的途径等。具体形式可以是宣传资料的发放、救援指挥部的信息发布、新闻媒体发布等。

三、传播客观公正、正向的信息

在心理危机干预过程中，始终要向被干预对象传递客观公正、积极向上的信息，以安抚、稳定他们的情绪。不仅心理危机干预人员要做好这方面的工作，还要积极引导相关工作人员做好相关的工作，如救援指挥部门、政府管理部门要对外表明积极的态度，并对危机事件的性质、危机事件的处置过程等信息及时、公开、透明地发布；新闻媒体要报道积极正向的事实，引导处于危机中的群体抱团取暖、自我调适。

四、紧急处置首发案例或严重案例

很多危机事件会出现心理影响较大的首发案例或导致精神障碍的严重案例，加上普通大众对危机事件造成的心理影响认知不足，甚至有些人还会制造谣言、以讹传讹，容易造成群体性恐慌。因此，在心理危机干预过程中，要快速评估确定那些首发的案例或严重的案例，积极地进行紧急处置，尽快解决他们的问题，必要时予以隔离处置或住院观察。

第四节　处理当前群体心理危机

一、群体心理危机干预的目标

心理危机干预的目标是多层次统一的。从危机事件的整体处置而言，心理危机干预的目标是减少危机事件的次生灾害，降低处置成本，体现人文关怀，提高组织公信力。从个体角度而言，心理危机干预最低目标为帮助当事人解决心理危机状态，使其功能恢复到危机前水平。最高目标则是提高当事人的心理平衡水平，促成自身成长。一般来说，心理危机干预的具体目标主要包含三个层次。

1. 帮助危机当事人减轻情感压力，缓解心理症状，降低危机中个体自伤或伤人等伤害性行为的风险。

2. 帮助当事人组织、调动支持系统应对危机，降低危机中个体罹患继发应激相关障碍的风险，帮助其恢复社会功能水平。

3. 提高当事人的危机应对能力，促其成长。

二、确定心理危机干预对象

心理危机干预对象的确定通常得根据危机事件的性质、

影响程度、心理危机干预人员团队力量等多方面的因素综合考虑。一般从以下几个方面确定。

（一）根据危机事件中的人群分类来确定干预对象

第一级：直接卷入危机事件的个体，受伤、严重财产损失、亲人伤亡者。

第二级：与第一级人员有密切关系的人。

第三级：从事救援或搜寻的工作人员、志愿者、记者等。

第四级：可能与危机事件发生、发展有相关责任的人员。

第五级：临近灾难场景时出现心理失控的个体。

第一级和第二级人群是心理危机干预的重点人群。

（二）根据个体症状表现及社会功能状态确定干预对象

第一类：有一定的沮丧情绪，但心理症状表现属于正常范围，泛化不明显，社会功能水平未受到明显的影响。

第二类：已出现过度或异常的情绪行为反应，泛化明显，社会功能水平已受到明显的影响。

第二类是心理危机干预的重点人群。

（三）根据是否有伤害性行为确定干预对象

有潜在自杀和潜在伤害他人与危害社会行为的个体，均应视为心理危机干预的重点人群。

伤害性行为预测参考因素如下。

1. 流露出消极、悲观情绪，表达过自杀、自伤和／或伤害他人的想法。

2. 近期遭受了难以弥补的严重丧失性事件。

3. 近期内有过自伤、自杀未遂的行为。

4. 发生了社会认知和行为模式的改变。

5. 有自杀家族史。

6. 情绪严重低落突然不接受心理干预或者出现"反常性"情绪好转。

7. 向亲友交代家庭今后安排和打算。

8. 精神障碍患者。

（四）在实际的心理危机干预中，常作为首选干预对象的五类群体

1. 目前处于心理失衡状态或直接与当前危机事件相关的人。

2. 有急性极度焦虑、紧张、抑郁等情绪反应或有自杀风险的人。

3. 因处于危机状态而掩盖其解决问题能力的人。

4. 求助动机明确并有潜在能力改善的人。

5. 采用不良性应对方式但未能从中获益的人。

三、开展干预对象的访谈与评估

不同的危机事件访谈评估的内容不同，具体评估还得根据团队人员情况、干预对象数量等方面因素决定，选择的评估工具也差异甚大。一般来说，针对危机干预对象的评估内容重点是了解相关人群的心理健康状况、严重程度以及伤害性行为的可能性和危险性。评估方式可根据具体情况而定，大多在访谈的过程中进行个别心理评估，对于相对集中的群体，如学生、部队官兵等，可组织开展团体心理评估。

评估工具的选择主要针对评估干预对象的心理健康状况，目前常用的评估工具主要有：心理危机定式评估工具、心理健康自评问卷（SRQ-20）、急性应激障碍（ASD）结构式访谈问卷、创伤后应激障碍（PTSD）结构式访谈问卷、压力自评量表、简易应对方式量表（Brief COPE）等。

心理危机的评估应遵循"快速、有效、可信"的基本原则，在相当有限的时间内，危机干预人员必须迅速准确掌握当事人所处的情境与心理反应。通过心理访谈与评估，分析了解潜在被干预人群的数量和地域分布、评估中发现的具有共性

37

的心理行为问题类型、存在严重心理行为问题人群的数量和地域分布等信息，为进一步的心理干预提供依据。

具体内容参阅本书第一章第二节。

四、分类心理援助

根据心理危机评估的结果，结合相关的需求，对心理危机干预对象分别开展不同形式的现场心理援助。

（一）无明显心理行为问题者

主要予以心理健康教育。心理健康教育的形式有团体心理健康讲座、心理健康宣传资料的发放等。心理健康教育应充分利用电视媒体和网络媒体的作用，公开、透明发布相关的信息以及开展相关的心理健康知识传播等。

（二）一般心理行为反应者

以团体心理咨询为主，通过团体互助的形式传递希望，获得群体感，得以宣泄情感，学习心理调适知识，进而缓解心理症状。团体心理咨询的主要形式有小组访谈、紧急事件晤谈（CISD）等。晤谈的目标主要为：公开讨论内心感受、支持和安慰、资源动员、帮助当事人在心理上消化创伤体验。集体晤谈时限最好在事件发生后 24~48 小时之间，6 周后效果甚微。正规集体晤谈，通常由合格的精神卫生专业人员指导，在事件发生后 24~48 小时之间实施，指导者必须对小组帮助及应激反应综合征有广泛了解，在事件发生后 24 小时内不进行集体晤谈。

（三）严重心理行为问题者

组织心理干预人员开展一对一的个别心理干预。主要采用支持、影响技术，根据个体的不同情况采用认知行为治疗（cognitive behavioral therapy，CBT）、放松疗法、眼动脱敏与再加工技术（eye movement desensitization and reprocessing，EMDR）等，对于有亲人死亡的居丧者应开展居丧干预。CBT

一般用于存在明显错误认知图式的个体，由受过专业 CBT 训练的专业人员开展。EMDR 一般用于早期急性应激障碍的患者，之前的研究结果提示 EMDR 对突发事件后的闯入性症状具有显著的效果。EMDR 由受过专业 EMDR 训练，并有过心理危机干预实战训练的专业人员实施。居丧干预对危机干预人员的要求更高，技术操作更为复杂。一般由接受正规居丧干预培训并且有多次实战经验的心理专家开展。居丧干预完成后应对干预对象进行重点随访。参加干预人员应接受心理督导，消化居丧干预带来的负面影响，及时恢复战斗力。

（四）精神障碍患者

应立即联系家属，告知病情，必要时转入精神卫生专科医疗机构治疗。对有明显伤害性行为倾向的个体应予以重点干预，并加强看护。

第五节　追踪随访与再评估

在心理干预过程中应对干预对象每天进行回访，了解干预后当事人的变化和干预的效果。干预结束前应和当事人一起总结干预的成效以及还没有解决的问题，如有需要，将当事人转诊到其他治疗项目中。

现场干预结束后，应尽快组织对严重案例或特殊案例干预对象进行追踪随访和再次评估，评估危机事件造成的中期和远期心理影响，指导他们的心理康复，促进其心理成长，必要时需进一步开展相关的心理咨询治疗和精神科治疗。通常的追踪随访时间安排在危机事件发生后一个月和半年后。随访的方式主要有现场个别问卷调查、召集组织集体面谈、电话追踪调查评估等。

（曹日芳　阳　波）

第三章　校园心理危机干预与自杀预防

第一节　校园心理危机干预

随着社会的快速发展和竞争加剧,校园作为学生学习、成长和社交的主要场所,学生面临的学业压力、人际关系、自我认知等方面的心理问题日益突出,校园心理危机事件时有发生。为有效应对校内学生面临的心理困扰、心理危机事件或重大生活变动,学校必须建立健全心理危机干预机制,确保心理危机干预工作能够及时、有效地开展。校园心理危机干预不仅关乎学生的心理健康,也对维护学校和谐稳定及社会整体安宁具有深远意义。

一、校园心理危机干预的界定和特点

校园心理危机干预是指建立在学校教育和学校管理(school-based)基础上的心理危机干预。其对象主要为在校师生员工,特殊情况下也包括与他们直接相关的亲属或相关人群。参与校园心理危机干预的成员主要是学校心理健康教育教师、与学校教育相关的教育专家和心理专家、学校管理者,特殊情况下还有来自社会的专业心理咨询师、医务工作者、消防救援人员、警察和社区工作者等。

校园心理危机类型多样,从公共危机到个体危机,从暴力冲突到自杀自残等多个方面均有涉及。具体而言,根据危机事件涉及的范围,可分为公共危机事件(如自然灾害、爆炸或校园卫生安全事故)和个体危机事件(如家庭变故、学业挫

折等);按危机表现形式,则可分为暴力、冲突伤害事件和自虐、自杀事件。这些危机事件往往具有突发性、不确定性、破坏性和扩散性等特点,对学生的心理健康和学校的整体稳定构成严重威胁。

二、校园危机干预的分类与功能

校园危机干预根据干预的过程、对象和形式,大致分为三类。

(一)校园危机过程干预

1. 预防性干预　在重大事件可能发生前,对高危人群有计划、有目的地实施心理干预,以及对心理基本健康人群进行的发展性心理健康教育。

2. 引导性干预　在重大事件发生时,针对危机事件当事人实施的现场心理危机干预,以及对不在现场但受影响人群的心理干预。

3. 维护性干预　在重大危机事件发生后短时间内,对与危机事件相关的人员实施的心理干预,以帮助他们排除心理隐患,恢复正常生活。

4. 发展性干预　在危机事件当事人心理康复后,为促进其继续健康发展而实施的心理干预。

(二)校园危机对象干预

校园危机干预对象主要涉及三个人群。

1. 当事人干预　对危机事件直接当事人或人群的心理干预。

2. 与当事人相关的人或人群　对不在事件现场但与当事人有密切接触并受影响的人或人群的心理干预。例如,在校园暴力事件中除了受伤的人之外,还有那些目睹危机事件发生的学生和教师。

3. 当事人亲属人群干预　对当事人亲属的心理干预与上述第二项有重叠,但在家庭和社会关系角度下非常重要。

（三）校园危机形式干预

1. 现场干预　是指心理危机干预人员在危机事件现场与其他专业救援人员配合对危机事件中的当事人或人群进行的心理危机干预。现场心理危机干预是一种各方面配合的联合行动,它的主要目标是帮助处在危机事件的当事人或人群尽快控制或调整好不平衡的心理状态,最大限度地避免身心伤害。

2. 来访性干预　对有可能爆发冲突和伤害行为的求助人或人群进行的心理干预。在校园里,尤其是那些接受过一定程度心理健康教育的人或人群,他们常会为了心理的苦恼或冲突到心理咨询室、心理辅导室来求助或者通过热线电话寻求心理援助。面对这样的心理求助,心理危机干预人员或心理辅导人员的最主要任务是帮助他们解脱心理压力,减少发生自伤、自残、自杀危机的可能性。

3. 跟踪性干预　在重大事件发生后,对危机事件当事人及相关人群进行的补救性心理干预。这些心理危机干预也包括上面提到的引导性干预、维护性干预。这种干预对于减轻当事人的心理负担,维护相关人群的心理健康水平,构建和谐校园,都是十分必要的。

三、校园危机干预的工作原则

学校对处于心理危机状态下的相关群体采取有效措施的目的在于帮助其从心理上解除迫在眉睫的危机,避免因心理危机引发的伤害行为发生或将伤害行为造成的损失降到最低限度,确保生命安全,使之恢复心理平衡,并获得新的应对技能,以重新适应校园学习和生活。校园危机干预应遵循以下四个原则。

（一）教育原则

根据学生的发展规律，开展与学生的年龄相适应的心理健康教育，增强学生对心理危机的认识和了解，帮助学生摆脱和战胜心理危机，提高其承受挫折的能力和学会压力管理技巧，使其具有化解危机的能力和心理准备。

（二）预防原则

积极开展生命教育，培养学生认识生命、热爱生活、尊重生命、珍惜生命的意识，帮助学生掌握正确处理自己危机以及化解他人危机的知识、方法和技巧。

（三）时限原则

危机干预的时间一般在危机发生后的数个小时、数天或数星期，干预的最佳时间一般在事件发生后的 24~72 小时。因此，危机干预需要在尽可能短的时间内帮助学生化解危机，保证生命安全或将有可能造成的伤害降低到最低程度。

（四）处理果断原则

危机干预工作要准确判断、果断处理、有效干预，避免因处理不及时、不得当而激发或加重学生的困扰，给学校工作带来被动局面。

（刘　宇　姜宏达　王靖伊）

第二节　校园自杀预防策略

校园中的年轻人自杀是一个重要的社会问题，也是一个精神卫生和公共卫生问题。自杀是人类的悲剧性行为，由社会、心理和生物的危险因素及其复杂的交互作用所共同导致。因此，自杀预防也是一个需要多方参与的系统工程。本节主要介绍在校园这个特定环境中，可以实施哪些自杀预防策略，以预防校园危机事件的出现。

一、建设有利于心理健康的物理和人文环境

坚持以学生为本的教育理念，关注学生身心健康，促进全面发展。建设重视心理健康的校园文化。学校和教师要注重为学生提供支持，培养合作精神，减少竞争性。此外，要建设安全校园，降低自杀方式的可获得性。

校园的心理健康工作体系需要学校全员参与，不同角色分工合作，共同努力。这一体系的基本架构可以简要归纳为：领导层制定规章制度，投入相应资源（如按比例配齐心理老师，配备心理咨询室）；科任老师、班主任等在教育教学中重视学生心理健康，并起到"守门人"的作用，即及时发现可能处于心理痛苦中的学生，必要时转介至心理老师；心理老师通过学生心理健康教育、开展心理健康测评、提供心理疏导以帮助出现轻微心理和行为问题的学生，识别和转介有显著心理和行为问题的学生。为此，需要对这些人员进行有针对性的培训。

二、心理健康教育和心理健康促进

在大中小学广泛开展针对学生的心理健康教育和心理健康促进活动，提高他们的心理弹性，增强他们应对困难和压力的能力；学习如何识别自己的情绪，理解负性情绪的来源，以更好地应对自己的负性情绪；促进同学之间人际关系的和谐，营造互相支持、互相帮助的集体氛围；开展与学生年龄相适应的抑郁症等常见心理问题的科普宣传，减少心理问题相关的病耻感，让他们能够识别自己和他人的心理问题，促进正确的求助行为；传递有关自杀预防的正确信息，破除自杀有关的错误信念。对心理健康教育和心理健康促进的结果要

进行科学的评价。

充足的睡眠、规律的运动和健康的娱乐对于保持青少年的心理健康和躯体健康至关重要。学校和家长要一起努力，避免课业负担过重、耗时过长，影响青少年的睡眠时间。如果出现持续时间较长的显著的睡眠障碍，需要及时到睡眠专科寻求专业帮助。运动可以帮助青少年缓解压力，舒缓情绪，预防抑郁症的发生发展。此外，研究还发现规律运动对学习成绩也有很好的促进作用。中小学生应当养成良好的运动习惯，根据自己的实际情况选择合适的运动项目。鼓励学生进行健康的娱乐休闲活动，放松身心，避免出现过度使用电子产品、沉迷网络游戏等问题。

学生的心理健康受家庭的影响较大，因此应在家长中开展广泛的心理健康科普宣传，让家长重视儿童青少年的心理健康，了解其不同生长发育阶段的心理和生理特点，尤其是如何应对青春期的剧烈变化。应当让家长学会有利于心身健康的养育行为。要针对儿童青少年期常见心理与行为问题进行广泛的科普宣传，如注意缺陷多动障碍、孤独症谱系障碍、情绪障碍等，促进家长在儿童青少年出现这些问题时，及时发现并采取正确的求助行为。

三、监测心理健康水平及其决定因素

要定期（如每年一次）对学生的心理健康水平进行监测。监测内容包括常见的情绪和行为问题，如抑郁情绪、焦虑情绪、人际关系问题、自杀意念、自伤行为等，通常采用自评（10岁以下的低年级学生可以由父母报告）的形式进行。这些测评还可以起到筛查儿童青少年常见心理与行为问题（如抑郁症、注意缺陷多动障碍）的作用。除了情绪和行为问题的指标以外，还应该监测心理健康的重要影响因素，如自信、幸福感、心理弹性（resilience）、学业压力、睡眠、运动、校园霸凌、电子产品使用等。要采用具有良好信效度和文化适应性的测量工具，并考虑不同年龄段学生的特点。

对于某个区域内较大数量的学生，也可以考虑采用抽样调查的方法，以反映总体的情况。心理测评显示有一定心理痛苦的学生，以及心理障碍筛查阳性的学生，都应该接受进一步的访谈和评估。要对每年的监测数据进行科学分析，掌握学生心理健康水平及其影响因素随着时间的变化趋势，以此指导学校的心理健康和危机干预工作。

心理健康监测工作需要注意以下几点。第一，要遵循伦理的原则，由学生法定监护人以及学生本人提供知情同意后方可进行测评和筛查，并对测评结果严格保密，以保护隐私。第二，心理测评是高度专业化的工作，其设计、实施、结果解释等都需要专业人员的参与。第三，要认识到心理测评的局限性，如横断面的测评难以预测今后可能出现的问题。心理测评不是万能的，不能代替家长和老师对学生的细心观察。第四，要根据测评的结果，为学生提供必要的心理健康服务，包括但不限于心理支持、心理咨询、心理治疗、精神科诊疗等。

四、帮助解决轻微心理与行为问题

对于因为心理痛苦而求助的学生，学校应当提供易于获得、免费、保密、高质量的心理疏导服务。为此，学校应当投入充足的人力、物力和经费，如配备专 / 兼职心理老师和心理疏导室。心理老师应当具有合格的教育背景和培训经历，并且接受持续的专业培训和督导，不断提升其处理轻微心理与行为问题、识别和转诊显著心理与行为问题学生的能力。

五、显著心理与行为问题学生的发现和处理

对于那些可能达到心理障碍诊断标准的学生，或出现显著心理与行为问题的学生，应该及时转诊到精神卫生专业机构去接受帮助。应加强医校协同，在精神卫生专业机构开通绿色通道，为有需要的学生提供及时的专业帮助。

以下表现提示需要转诊：①幻觉、妄想等精神病性症状。②显著的抑郁、焦虑情绪，导致个体的痛苦和 / 或社会功能损害。③突出的、可以观察到的行为异常。④存在自杀观念、自杀计划、自杀准备，或已经实施过自杀行为；⑤反复出现的自我伤害行为。当存在即刻、高危的自杀风险（例如自杀未遂行为），则需要按照有关法律的规定，联系学生的法定监护人，并进行紧急转诊。

要通过多种方式去发现有显著心理与行为问题的学生，包括但不限于：通过心理测评发现；学生和 / 或其监护人主动求助；同伴报告；社交媒体；科任教师的观察；心理老师的识别等。为此，需要在全社会和校园中普及心理健康和心理障碍相关知识，减少与之相关的病耻感，避免对有心理与行为问题的儿童青少年的歧视和区别对待，并提供方便获得的心理健康服务。

（周　亮）

第四章　突发事件发生后的心理危机干预

第一节　自 然 灾 害

　　我国幅员辽阔，地形、地貌、水文、植被、气候等自然条件复杂多样，自古以来就是一个自然灾害种类多、分布广、发生频率高的国家。从台风、暴雨、洪涝、泥石流，到高温、干旱、森林草原火灾，再到低温、雪灾、地震、沙尘暴……每年全国各地发生的各类自然灾害都给当地生产生活带来不同程度的影响。自然灾害还具有不可避免性、破坏性和不确定性等特点，因此在给人们的生存和生活带来巨大威胁的同时，也给亲历者带来巨大的精神痛苦。在我国，心理援助与生命救援、物质援助一样，已成为突发事件救援行动中不可或缺的一部分。

　　自然灾害后的心理创伤往往具有影响范围广、创伤水平高、持续时间长等特点。此外，重大自然灾害后心理危机干预和心理援助队伍在早期往往以外来力量为主，更要坚持"帮忙不添乱"的工作原则、分级分类的指导原则和"时空二维"援助模型，努力为当地培养本地专业力量，应对灾难发生后心理援助需求的同时促进当地民众的心理健康水平。

案例一　7.0 级地震的心理危机干预和心理援助

一、案例背景

（一）突发事件基本情况

北京时间 2013 年 4 月 20 日 8 时 2 分，在四川省雅安市芦山县(北纬 30.3°,东经 103.0°)发生 7.0 级地震。地震发生后,党中央、国务院高度重视,启动国务院抗震救灾I级响应,要求抓紧了解灾情,把抢救生命作为首要任务,千方百计救援受灾群众,科学施救,最大限度减少伤亡,同时要加强地震监测,切实防范次生灾害。要妥善做好受灾群众安置工作,维护灾区社会稳定。

心理危机干预和心理援助相关部门陆续启动应急预案,组建包括领导小组、工作小组和专家组在内的专业队伍。第一时间,国家卫生计生委(现国家卫生健康委)派出医疗专家组、医疗救援和心理干预队伍;教育部派出工作组指导师生安置、复学复课、学生心理辅导等工作。随后,民政部社会工作司组织专家赴芦山地震灾区开展灾害社会心理影响和社会服务需求评估。此外,中国红十字会、联合国儿童基金会等国内外社会组织也派遣专家和志愿者提供心理支持。

(二)受灾民众基本情况

此次芦山地震震源深度 13 千米,最大烈度 9 度,受灾范围约 18 682 平方千米。据中国地震局网站消息,截至 2013 年 4 月 24 日 14 时 30 分,雅安地震共计造成 196 人死亡,失踪 21 人,11 470 人受伤。其中,震中芦山县龙门乡 99% 以上房屋垮塌,卫生院、住院部停止工作,停水停电。

芦山地震有其独特性,主要表现为五年内历经两次地震,此次震级和伤亡相比"5·12"汶川地震要小很多,民众心理反应复杂。但同时当地群众普遍经过了"5·12"汶川地震以后,他们显得更加镇静,并能够主动寻找心理支持。

因为有"5·12"汶川地震的经验,芦山地震后救援行动及时、组织有序、民众的基本生活秩序恢复较快。同时,政府和社会对受灾民众的心理创伤高度关注,为科学、持续的心理援助打下了坚实的基础。

二、心理危机干预过程

（一）开展调研

各部门第一时间派遣 2 人及以上的专家工作组前往受灾严重地区指导当地心理危机干预力量开展工作，各组织陆续根据灾情派出 2 人左右的心理危机干预需求评估专家，前往芦山地震灾区开展受灾民众心理危机干预需求调研，对接需求、协调接下来的心理危机干预和心理援助工作的地点、受灾人群和基本保障等，并根据灾情和受灾民众的需要制订心理危机干预和心理援助短期和中长期的实施方案。

（二）有序进驻灾区

有序进驻灾区是科学开展心理危机干预和心理援助的先决条件。根据灾区一线的需求调研情况，各部门各组织在四川省抗震救灾指挥部和社会管理服务组的统筹下前往各受灾地区开展心理危机干预和心理援助。其中，2013 年 4 月 28 日，芦山成立了首个"抗震救灾社会组织和志愿者服务中心"，2013 年 5 月 12 日，省市共建的"雅安市抗震救灾社会组织和志愿者服务中心"挂牌成立，以加强对包括心理援助在内的援助力量的统筹协调。

（三）分级开展心理危机干预

心理危机干预领域的医疗机构、高校、科研院所和社会组织等在四川省抗震救灾指挥部和当地指挥部的统筹协调下陆续前往灾区按照受灾严重程度开展针对性的心理疏导和危机干预。

1. 住院救治的伤病员　主要由国家紧急医疗救援队随队精神科医生或心理治疗师开展心理危机干预工作，首先对住院伤病员进行心理健康状况评估，按照心理健康状况分为"红黄绿"三级，针对评估为"红色"等级的有自伤、他伤风险以及达到急性应激障碍或其他心理障碍诊断标准的伤病员派驻专人 24 小时进行陪伴或药物治疗；针对评估为"黄色"等级的伤病员每天查房时关注，并安排定期的个体咨询；针对评估为"绿色"等级的伤病员不需要过多关注，主要给予正常的医疗支持、陪伴和心理健康教育。

2. 遇难者家属　第一，为遇难者家属提供即时的情绪支持和安抚，帮助他们面对突然的丧失；第二，进行哀伤辅导，协助家属逐步接受丧失，并重新找到生活的意义；第三，组织长期的支持小组或社区活动，让家属之间可以互相分享和支持。

3. 地震幸存者　第一，为地震幸存者提供情绪支持和安抚，减轻他们的恐惧和焦虑；第二，通过个体咨询、团体辅导或团体社会支持活动，帮助他们处理幸存者内疚、心理创伤等心理需求，并协助其重新建立安全感和对未来的希望。

4. 参与救援的人员　第一，确保他们得到足够的休息和恢复时间，如果因为急性应激反应而无法有效进入休息状态，可以开展正念、深呼吸等情绪稳定化放松训练，促进其进入休息的状态；第二，为他们提供个体心理咨询，帮助他们处理救援过程中的替代性创伤和其他心理问题。

5. 其他间接受影响的人员　第一，通过网络、安置点社区宣传和团体活动，普及心理健康知识，提供心理热线服务；第二，为有需要的人员提供个体咨询或团体辅导，帮助他们更好地应对地震带来的影响。

（四）分类开展心理危机干预

1. 帐篷安置点的受灾民众

（1）提供安全的环境：帐篷安置点会为受灾民众提供相对安全的环境，基本生活需求得到满足，他们的不确定感和焦虑水平也会相应降低。

（2）提供信息：及时向他们传递有关救援、安置和重建的最新信息，帮助他们了解当前的情况和未来的计划，带来安全感。

（3）团体活动/辅导：通常以儿童为中心覆盖所在家庭和社区，即通过在帐篷安置点开设"妇女/儿童之家""儿童友好家园"和"儿童天地"等活动场地，通过定期面向心理创伤的高风险群体（女性和儿童）开展妇女和儿童活动，促进当事人心理创伤的恢复，并促进受灾民众之间的交流和互助，增强他们的社会支持网络。

（4）个体干预：通过心理咨询师和志愿者为受灾民众提供陪伴、倾听、安抚和鼓励，帮助他们释放情绪、减轻心理创伤。

2. 帐篷学校的受灾师生

（1）创造安全环境：通过提供稳定和安全的学习环境，重新建立学生的安全感，鼓励他们参与课堂活动和互动。

（2）重建正常秩序：尽快恢复学校的正常运作，确保学生的学习和生活秩序得到维持，减轻他们的不安全感和创伤反应。

（3）提供心理支持：为学校配备专/兼职心理咨询师或志愿者，为学生提供个体咨询和团体辅导，帮助他们处理地震带来的心理创伤。

（4）心理教育：开展有关地震和心理健康的教育宣传活动，增加学生和教师对心理健康的认识和了解，提高他们的自我保护能力。

【危机干预团体辅导案例】

活动时间：灾后 3 个月左右

活动地点：板房教室

活动主题：我的情绪色彩

活动对象：4年级同学

活动目的：通过团体活动营造班级安全、接纳的氛围，通过班级的、团体的力量处理震后同学们的负性情绪，宣泄情绪的同时促进同学之间、同学与班主任等教师之间的相互支持，强化原生班级支持体系。

活动结构：

1. 热身（5分钟）　①开场：带领教师适度表达地震会给大家带来一定程度的情绪影响，并提出本次课的主题；②游戏：尽量选用不需要离开座位的活动。

2. 主题活动

（1）表达与处理情绪：画出这段时间你的情绪色彩（20分钟）。

给每位同学一张白纸，两人左右1盒彩笔，大多数同学绘画完成后，鼓励同学们分享自己的作品和情绪。

注意：学生绘画时，在课堂巡视并对同学的作品给予针对性的鼓励，不去评价画的"好坏"，如有同学相互评价，需要提醒不在画的好坏，而在愿意画出来，说出来，这是勇敢的表现；引导同学不评价甚至批判其他人的情绪（包容、接纳的体现）；对学生的情绪表达进行正常化支持（即"你画出来的不舒服的情绪是正常的，是人在非正常情况下的正常的情绪反应，每个人在遇到不好的事情时都可能出现不舒服的情绪，这时候很快乐反而不正常了"）。教师和班主任也可以同时参与，并适当分享自己的感受。

用涂线条、撕扯或揉成纸团扔掉等方式处理这些情绪（画），过程中教师注意语言激发和引导："不要这些，我能放下你，我能扔走你，你走吧……"（教师要用准备的容器收集这些画）；注意发现学生可能出现的放松、笑容、自在等现象，及时放大和引导。

（2）力量与应对（15 分钟）。

画出自己的拳头或手掌轮廓，并引导学生在自己握拳或手掌的轮廓中，画出自己能勇敢面对的决心、心愿、行动和资源，引导学生展示自己的画，有条件的教室可将学生的画全部贴在教室两面的墙上，引导表达自己的画（说画）（注意事项同上）。

如果条件允许可以直接由全班同学在拼起来的大纸上通过画交织在一起的手掌、拳头或爱心等共同完成全家福，并写上自己的名字或寄语，形成作品的名字或口号，如"我们在一起""我们了不起"等。

3. 活动总结（5 分钟） 教师适当总结，肯定同学们的感受和相互的支持，教师重在分享自己正向的感受以及与同学的共识。最后，强调此次活动中大家形成的口号。

【团体辅导中出现的危机个案】

基本情况：女生 A，4 年级，10 岁，房屋在地震中受损，家中爷爷在地震中遇难，自己与爷爷关系很要好，震后 3 个月时父母忙于灾后重建，平时同学和师生关系正常。

在画自己的情绪色彩时，A 同学用到了比较多的黑色和红色的色调来表达负性情绪，当到 A 同学分享自己的作品时，开始哽咽并哭了起来，活动因此处于暂停状态。

1. 干预方式一 个体干预。

由团体辅导助理或具有心理危机干预基础的教师将 A 同学带领到一个安全、独立的，能够保护隐私的心理空间（心理咨询室）中。第一，提供情绪稳定化支持。心理教师递上纸巾并坐在该同学旁边等待对方逐步停止哭泣并恢复情绪稳定，如果哭泣时间过长，也可以尝试引导对方深呼吸或均匀地呼吸，以便尽快稳定情绪。第二，提供正常化技术支持。引导其表述自己的创作想法和情绪元素，并再次肯定其情绪属于人在非正常情况下的正常反应,包括其出现的晚上偶尔做噩梦、白天高警觉等情绪行为反应都是正常的,促使其接纳负性情绪。第三,掌握情绪稳定化技术。引导她表述自己出现情绪时的有效的情绪应对策略,如找同学、老师和与家人聊天,写日记等,此外教给她深呼吸、正念、冥想等情绪稳定化策略,促使其在出现负性情绪时有方法稳定情绪。第四,处理其负性情绪。可以用团体辅导课上情绪处理的方式,也可以引导其用刚刚学到的方式处理自己的情绪。第五,哀伤辅导。因为亲人去世带来的分离造成了哀伤反应,需要通过再次绘画或仪式性的分离活动完成哀伤辅导,最终完成分离回到现在,并面向未来的校园生活和家庭生活。

2. 干预方式二　团体干预。

在团体辅导中,带领的心理教师待到 A 同学哭泣一会儿之后,问到"咱们班谁跟她比较熟悉,谁了解她遇到了什么困难?"有她的好朋友就说道:"跟她要好的爷爷在地震中遇难了。"心理教师再次问道:"如果遇到这种情况,作为好朋友和同学我们应该怎么做? 有谁愿意站到她的身边陪伴她、支持她?"此时,刚刚说话的同学和 A 同学的闺蜜陆续站到了 A 同学身边,并开始安抚她、拍她的肩膀、牵起她的手,甚至有要好的朋友拥抱住了她,A 同学的情绪得到进一步的宣泄和支持。同时,心理教师再次引导大家站到 A 同学的旁边,跟她在一起,支持她陪伴她。心理教师再次引导:"我们应该做一个什么动作帮助到 A 同学?"班级里的同学也开始手牵手,大家陆续围成了圈,后来有同学觉着牵起手还不足以表达班级对她的支持,于是开始肩并肩,心理教师引导:"我们是一个什么样的班集体,我们在同学遇到困难的时候应该怎么帮助她?"同学们陆续喊出了"我们是团结的班集体,团结就是力量,我们在一起,我们一起应对"。于此,此次活动就在"我们在一起"的口号中进入尾声。心理教师最后利用 3 分钟的时间对此次活动进行总结，肯定 A 同学和大家经历地震之后的情绪，并肯定了大家在遇到困难后相互支持的行为(注意：活动中，心理教师要尽量邀请班主任一起参加团体辅导活动，因为班主任对每位同学最为了解，也能够让班主任成为整个班级支持体系的重要一环，而不是处于缺位状态)。

心理教师积极关注 A 同学的情绪状态，A 同学在团体辅导后已经得到了很好的情绪情感支持。如 A 同学仍有较多情绪需要处理，则进入个体干预方式，开展突发事件后的情绪正常化、稳定化和打包等技术支持，并进行哀伤辅导以及家庭咨询等。

三、心理援助过程

2013 年 7 月 6 日，国发〔2013〕26 号文《国务院关于印发芦山地震灾后恢复重建总体规划的通知》第五章第三节"社会管理"中明确提出"采取多种心理援助措施，有效协调各类相关资源，增强灾区群众心理康复能力。营造关心帮助灾区孤老、孤残、孤儿及留守儿童的社会氛围。建设妇女儿童和青少年活动中心。"并在芦山地震灾后恢复重建总体规划预算中设置专项人文关怀经费。

芦山地震后的长期心理援助和人文关怀大致可以分为三个阶段，即"2013—2015 年，以灾后心理援助探索当地心理健康服务体系阶段""2015—2017 年，以培育和孵化探索属地化可持续自主服务阶段"和"2018—2023 年，系统化推动震后特色心理健康体系阶段"。

（一）以灾后心理援助探索当地心理健康服务体系阶段

1. 灾后 3 个月内的心理危机干预　在震后帐篷安置阶段开通心理援助热线、发放心理援助自助手册，并通过"物质援助＋心理援助"的模式建立关系，物质援助先行，心理援助跟进，在安置点发放母亲邮包、生活包、帐篷和雨伞等，在各帐篷安置区面向震后安置点的居民，以儿童、青少年、妇女、老人为主，开设心灵茶社、壹乐园等，实现喝茶、聊天、下棋、做手工、看电影、绘画等社会支持以及报刊阅读、信息发布等信息支持功能；在学校，开展震后第一课、心理健康示范课和定期的心理健康教育课，处理儿童及教师的心理创伤甚至丧亲的哀伤，在学校开设心理健康课和团体心理辅导，每班每周1次；针对灾区接触受灾民众最多的救援和工作人员等枢纽人群开展以灾后心理减压为主题的心理援助；前往灾后次生灾害灾区开展紧急援助，平复受灾群众情绪、支持乡干部减压等。

2. 灾后3~24个月的心理重建　在各板房安置点（社区）针对板房区受灾居民（以儿童、妇女为主）依托前期建立的儿童天地、妇女中心和壹乐园等，开展各项心理支持性活动，如在儿童天地通过绘画、绘本阅读、手工班、折纸等表达性艺术治疗类以及手语操、趣味英语、在运动中成长、棋类等认知行为治疗类活动开展心理康复疗愈；在妇女中心开展妇女互助自助小组、十字绣、家庭讲座、创业讲座、医学讲座等；并选拔和培养当地妇女儿童心理援助骨干，联系外界资源，支持当地困难受灾民众维持生计。

同时，邀请国内外心理援助知名专家，在雅安教育、妇联等部门的领导下开展自上而下部署的、长期的心理健康教育人才培养工作，并开展心理健康课程评选及优质课展评活动；为进一步提升雅安市基层妇女儿童工作者的心理援助水平，引导妇女群众感恩奋进，积极投身灾后心理重建，针对雅安市各县（区）基层妇女儿童工作者及心理工作者开展"感恩齐奋进，共建心家园"系列的培训，包括主题为"心理在维护自身合法权益中的应用""冲突调解技术""反对妇女暴力，开展心理援助""儿童权利保护与儿童工作中的心理技术"等的专题培训。

（二）以培育和孵化探索属地化可持续自主服务阶段

在芦山地震之初，四川省委批示成立省抗震救灾指挥部社会管理服务组以及各市县的抗震救灾社会组织和志愿者服务中心统筹包括心理援助专业力量在内的本地和全国的救灾力量，架起了社会力量与灾区群众的信息对接桥梁。

1. 孵化属地化机构　雅安市群团组织社会服务中心由雅安市抗震救灾社会组织和志愿者服务中心更名而来，培育孵化社会组织100多家，其中心理志愿服务机构共计14家，骨干机构3家，扎根雅安开展属地化可持续自主社会心理服务。

2. 属地化心理援助　通过部署项目，深入社区（村）、校园，开展专项培训和心理援助。如2015年8月，雅安市某社会与心理服务中心与共青团雅安市委签订雅安市共青团雅安市委留守（学生）儿童之家儿童服务项目，开放留守（学生）儿童之家2 400余小时，其中开展四点半课堂700余小时。为15 000余人次提供社会、心理服务以及儿童服务。其中主要包括开展心理健康相关社区讲座400余人次，社区走访服务800余人次，张贴宣传海报与发放心理健康科普手册900余人次，开展儿童、家长日常活动以及主题活动13 000余人次。

3. 搭平台建阵地　在群团中心的支持下，雅安心理咨询机构搭建网上平台，组建专家团队。深入机关、企事业单位进行指导，走访乡镇、社区（村）、学校，开展专题讲座100余场次；聚焦儿童心理健康，共建立11处心理服务阵地——沙盘游戏辅导中心，培养雅安市教育系统78个单位的100名骨干教师成为"心理健康辅导员"。

（三）系统化推动震后特色心理健康体系阶段

1. 多部门联合的雅安特色心理健康服务模式探索和实

践　在雅安市教育局、雅安市妇联和雅安市群团中心等科研院所的专业支持下,在多个基金会的资金和项目支持下,联合雅安市多个政府机构开展系统性的心理健康服务。在雅安试点"心灵放映室"的基础上全域开展基于生命教育和表达性艺术治疗的心理健康教育。成立了雅安市青少年儿童心理志愿服务团,通过 5 年的培训陆续培育骨干 90 名。

2. 四川省省级社会心理服务体系建设试点　2019 年,雅安市某区被确定为省级社会心理服务体系建设试点单位,推进社会治理体系建设,建成全区多部门协作、责任共担、资源共享的推进格局,构建了一个完整的"三预"工作体系:以村(社区)暖心故事坊的心理知识宣传普及为前端,以学校"暖心故事坊"学生成长中心的学生心理问题监测预警为中端,以区社会心理服务体系的高危人群精准干预为末端。

3. 雅安市实施"333 机制"抓实心理健康教育　①健全"三预"机制,夯实心理健康教育基础,完善提前预防机制、健全适时预警机制、优化适当"干预"机制。②抓好"三支队伍",增强心理健康教育动力。壮大学校心理健康教师队伍,负责指导帮扶学校心理教师培训和学生心理辅导工作,培训分管校长、教师。培育心理健康教育志愿者队伍,采取购买社会服务等形式,提供针对性的心理服务。借力医疗机构的专业人才优势,联合市卫健委、精神卫生中心分类进行干预和关注,促进学生心理健康。③建好"三大阵地",强化心理健康教育保障。建好学校心理辅导室主阵地、建好未成年人心理健康指导中心、建好家校共育阵地。通过实施"333 机制"抓实心理健康教育,全市先后有 110 多名教师获得国家级、省级优秀心理健康教育成果评选一、二、三等奖,10 余名教师获得国家级、省级心理健康教育活动课展评活动一、二等奖,雅安中学获得四川省首批心理健康教育特色学校称号。

四、案例反思

有序组织是开展心理援助的先决条件。统一领导、统一指挥、统一行动在突发事件后显得尤为重要。心理危机干预和心理援助组织协调不当,不仅会给受灾民众带来二次创伤,而且会影响援助力量的专业发挥和积极性,更无法实现科学、持续的心理援助。芦山地震从发生之初,四川省抗震救灾指挥部就成立了社会管理服务组,并陆续发展为抗震救灾社会组织和志愿者服务中心、群团组织社会服务中心,负责对灾后不同时期人文关怀相关的工作进行统筹协调,确保了灾后相当长时间社会各界力量的有序组织。

科学干预是开展心理援助的专业保障。无论是分级分类的干预策略,还是针对性的干预技术、人才培养体系等都离不开科学和学术的专业体系,同时还要与当地的需求和文化相匹配,而不是照搬西方的干预技术、疗法和理论。此外,高校和科研院所在开展心理干预的同时,也开展了系列心理创伤和心理援助相关的研究,在积累宝贵数据资源的同时,为一线的干预工作提供数据支撑。

系统规划是心理援助可持续的关键。外来援助力量总归是要离开灾区的。培养当地心理援助力量就显得尤为重要。因此在中长期规划中,把当地人才培育、专业机构孵化和培育作为主要目标,培育"不走"的当地专业力量,切实建设受灾地区的心理援助队伍,提高其心理援助能力。此外,系统规划的组织体系离不开党政领导、部门协作、专业支撑、社会参与的多元主体原则,多方协作、各司其职,共同促进受灾地区心理健康的科学、规范、有序发展。

（吴坎坎）

案例二　龙卷风灾害后的心理危机干预

引导语：本案例是突发自然灾害（龙卷风）之后的心理危机干预实例，龙卷风灾害突发、影响大、破坏力强。在"7·3"开原龙卷风灾害发生后，辽宁省心理危机干预队伍迅速做出响应，制订干预方案，对受伤群体在定点医院进行问诊和干预，针对学生群体开展团体干预辅导，利用省级心理援助热线帮助有需要的人群，通过分类干预，有效地帮助受灾群众渡过危机。

一、案例背景

（一）突发事件基本情况

受东北冷涡以及蒙古气旋前侧低压带共同影响，2019年7月3日下午5点15分左右铁岭地区出现龙卷风、冰雹、短时强降水等强对流天气。辽宁省开原市遭受突发龙卷风袭击，附近风速达23米/s（9级）。龙卷风由金沟子镇形成，经兴开街道，开原经济开发区，向南持续15分钟后，减弱成低压。

据2019年7月6日的报道显示，这次龙卷风造成7人死亡；190余人受伤；开原工业园区内30户企业厂房、设备受损；受灾民房744户，受灾楼房3 591户，受灾人数达9 900余人，农作物受灾面积9 061公顷。

灾害发生后，开原市立即启动Ⅱ级应急响应预案，应急、消防、武警、公安、交管、医疗等救援队伍参与救援，解救被困人员210余人。

国家卫生健康委高度重视，当晚派出国家医疗卫生应急专家组赶赴当地，加强救治力量。国家专家组由重症医学、骨科、神经外科、颌面外科和心理专业等9名专家组成。

相关医院接到上级部门的指示，立即组织心理救援队深入灾区安置点、收治伤员定点医院对受伤群体开展心理评估和危机干预。

（二）干预对象基本情况

在本次龙卷风灾害中,受伤群众被送往 8 家当地定点医院进行救治,伤员主要是由于龙卷风过境导致的房屋损毁躲避不及造成的外伤。

龙卷风灾害发生后,根据受事件影响的程度,将干预对象主要分为两类:伤员 / 幸存者,龙卷风过境的学校学生群体。

针对定点医院的伤员,每个定点医院组成一个 3 人工作小组,包括精神科医生、心理专家和组织保障联络专员。干预小组进行了心理筛查评估,并由精神科医生和心理咨询师组成的专家小组对定点医院的受伤群众进行精神心理会诊。通过筛查和会诊,受伤群众基本以轻伤为主,主要是擦伤、摔伤和被散落物品砸伤,大部分伤员情绪平稳,没有明显的焦虑和应激,少数老年人担心家里被龙卷风毁坏导致较大的损失,通过对龙卷风之后党和政府采取的积极措施的宣教,让担心的群众放心,心理救援队会争取一切资源努力帮助他们恢复正常生活,经过医院的救治和悉心照料,后续基本恢复正常。

由于龙卷风过境市中心的小学和中学,在龙卷风发生后,立刻对学校情况进行了解,因为学校在龙卷风中未遭到严重的毁坏,没有学生受伤,但考虑培养学生面对自然灾害的心理能力,经与学校沟通,针对小学组织了团体沙盘训练,针对中学生组织了部分集体心理干预训练。

二、心理危机干预过程

（一）干预目的

1. 评估本次龙卷风自然灾害对当地群众的心理影响,尤其是对于受伤群众、丧亲者和儿童青少年的影响,协助制订应急处置方案。

2. 控制龙卷风自然灾害后的次生心理伤害,向重点关注群体提供心理评估、调节其情绪、使其尽快恢复心理社会功能,参与重建家园和回归正常生活。

3. 通过团体心理训练,帮助儿童青少年提高面对自然灾害时的心理能力。

(二)主要措施

1. 成立工作小组和专家团队　成立临时心理危机干预工作组,包含组长 1 名、副组长 2 名,联络协调员 1 名、精神心理专家数名。针对受伤群众,组成由精神科主任牵头的干预小组,并配备心理专家 1 名,组织协调保障记录员 1 名。针对儿童青少年的团体干预小组由一名心理专家和 1 名精神心理科护士组成。

2. 制订危机干预工作方案　将心理危机干预作为龙卷风自然灾害的工作重点之一,着重突出受伤群众和儿童青少年的心理危机干预,开设 24 小时心理援助热线,并对社会公布,为其他有需求的群众提供服务。针对受伤群众的干预方式以临床精神心理会诊为主,针对儿童青少年的干预方式以团体心理干预训练为主,并照顾特殊个体的心理需求。

3. 组织培训提升干预技能　针对参与救援的所有队员,包括精神科医生、心理专家和组织联络协调记录员进行心理危机干预的专题培训。培训内容包括灾害现场心理救援的基本流程、对策、方法及注意事项等,提升心理危机干预队伍对危机相关问题的识别和初步干预能力,重点关注有明显精神心理危机症状和有自杀观念的个体。

(三)具体内容

1. 满足基本生活需求　在龙卷风自然灾害发生后,当地政府迅速采取行动，为灾民提供必要的物资，包括食物、水、生活用品等，以确保他们的基本生活需求得到满足；立刻协调当地所有医疗机构，确定8家定点医院救治伤者，组织医疗救援队伍与国家、省级专家组一起，为受伤的群众提供及时的治疗；协调酒店，安置房屋被破坏无法正常居住的群众。

2. 主动深入定点医院走访会诊　心理危机干预小组与国家、省级派遣的其他专科工作组，先后到定点医院针对受伤群众进行全面的心理评估，给予早期积极的心理干预。通过临床问诊了解伤员的情绪状态，有没有严重的恐怖、焦虑和急性应激等相关症状，积极倾听，表达共情，关心患者的心理健康状况。将心理援助(干预)融入基础医疗是《在紧急情况下的精神健康和心理援助指南》(*IASC Guidelines on Mental Health and Psychosocial Support in Emergency Settings*)提出的基本原则之一。

3. 帮助获得信息与社会支持　主动向每一名伤员发放心理援助卡，告知有需求可以拨打心理援助热线"96687"，会有专业人员24小时提供咨询和指导。联系家属，组织志愿者对受伤群众给予支持，在患者有特殊需求的情况下，如家里老人、孩子无人照料，安排志愿者上门服务，尽可能提供一切资源和帮助，消除伤员的后顾之忧。

4. 分级分类进行干预　根据受事故影响的人群进行分类干预。成立8支临床心理干预小组，针对8家定点医院的伤员进行临床心理评估和干预。针对中小学学生，成立由心理专家组成的心理危机干预小组，进行团体心理干预训练，针对丧亲者开展个体心理危机干预。

(1) 伤员的心理干预：干预小组成员首先对所有伤者进行临床心理评估，了解患者的情绪状态和心理需求，根据患者的实际情况，确定对受伤严重、睡眠受到严重影响以及精神症状异常的患者进行药物干预，并每日进行心理查房。针对其他心理症状不明显的患者，由主治医生开展后续心理症状的关注和评估，在每日交接班时上报专家组。

（2）中小学学生的团体心理训练：针对不同年龄段的学生开展了体验式团体沙盘技术紧急事件晤谈（CISD）和以认知调整为主的团体心理训练，通过危机干预小组进学校的形式，组织开展多场团体活动，增强学生自然灾害事件后的心理应对能力。在概述中，我们也能知道在灾后的早期阶段，心理干预的重点是提高学生们的安全感、促进稳定性、促进个体和集体的效能感等，本次危机干预遵从灾后早期干预的原则。

【危机干预典型案例：体验式团体沙盘紧急事件晤谈（CISD）】

高年级小学生的体验式团体沙盘紧急事件晤谈训练（CISD）

1. 团体的形成　成员来源：在龙卷风经过的某所小学，由学校组织，经过家长同意后，按年级自愿参加团体沙盘游戏，每个团体 8~10 名学生。

2. 团体沙盘游戏方案　团体在人的成长中扮演着重要的角色，特别适用于儿童，龙卷风过境，对于儿童青少年来说，巨大的自然灾害会对他们的心理成长造成一定的影响，如担心、焦虑、不安等负面情绪。通过团体沙盘游戏，可以了解龙卷风的形成，对城市的影响，以及对每个孩子自我的影响，孩子们可以通过这次团体沙盘游戏更进一步探索自我，相互反馈，减轻龙卷风带来的负面影响，也让孩子们增强面对逆境的勇气、信心和能力。通过沟通交流，促进人际互动的改善，发展学生的感受性，扩大意识容器。感受"和他人一样"的体验，培养面对自然灾害的安全感；在沙盘的体验中感受多层次的意识与无意识沟通，借助结构化的团体，觉察自己，理解他人，借助无意识表达，对创伤进行处理和疗愈。

3. 团体沙盘的游戏设置　每次活动中都有一名经过沙盘培训的学校心理健康老师进行观察和记录。心理健康老师的主要工作是指引流程和鼓励；同时还要观察个人和小组成员的活动过程，控制小组活动的节奏，分享沙盘体验，收集、记录沙盘图片。

4. 团体沙盘游戏的操作　第一次活动主要是建立团队。首先通过做一些热身活动，小组成员间先互相介绍和了解一下，在成员互相熟悉之后，开始沙盘游戏活动。之后每次沙盘游戏前，先利用一开始的 20 分钟时间作为预热活动，小组成员可以用来整理自己的心情，增加与成员间的感情交流，建立与治疗者之间的信任关系。热身活动后，由老师讲解活动的有关要求，引导学生一起复述活动规则：在沙盘游戏活动中不可以对其他成员造成影响，不可以对其他成员的选择进行干涉。接下来就是小组沙盘活动时间，治疗者除掌控游戏进程外，还要全程对小组成员的行为做出准确、适当的反馈，这里主要采用鼓励性的话语。然而，在整个沙盘过程中，治疗者不能向团队成员提出任何问题。之后学生将今天沙盘活动的内容、主题或者收获通过各种形式表达出来。在整个活动结束后，老师和小组成员一起分享沙盘作品，并拍照记录。最后老师和小组成员一起收拾沙盘和玩具，将沙具放回原位。

5. 团体沙盘游戏辅导过程

（1）第一阶段：美好家园（设置沙盘小组：CISD 导入期与事实期）。

干预小组专家的自我介绍：姓名、职业、单位等，以及对事件的了解。在本次案例中，心理治疗师 L 医生，曾经接受沙盘培训,并参与多次心理危机干预活动。

小组内部成员介绍:学生姓名、班级、特长、爱好等。利用击鼓传花进行破冰,在短时间内,让团队成员有一个集体意识,建立信任与安全感。

排除外在干扰:规定中途不休息,如果学生有特殊要求,可以举手示意,由助教老师根据实际情况处理,如果学生因为上厕所而错过有价值的信息,可以由助教老师快速补充。

所有的成员按从左到右的顺序,注意描述在龙卷风事件中所经历的活动情况,包括每一个学生当时所处的位置、所听、所见、所闻及所做。每个人都要表达,使整个事件重现。

例句:自我介绍"你能用一两句话介绍一下自己吗?""你当时在干什么?你听到了什么?看到了什么?你采取了什么行动?"

当一个人谈完时,"谢谢你讲的这些,谢谢你的分享!"

需要提醒每个人描述的是事实;每个人2~3分钟。

(2)第二阶段:沙盘体验的感受期(CISD感受期)。

沙盘操作在学校的心理咨询室内进行,咨询室是常规配置,采光、通风条件良好,原木风装饰,给人温暖舒适的感觉。

首先,让所有人围成一圈,进行腹式呼吸放松,闭上眼,默想3分钟。

沙盘主题:龙卷风经过的时候,你的感受是什么?

每人,每次按顺序选择自己的沙具,进行创作。

(3)第三阶段:沙盘体验的分享(CISD——面对和处理症状)。

心理干预专家和助理教师观察每个学生在沙盘中的无意识表达及其呈现的各种症状,观察其心理动力因素及其发展特点。

小组讨论:每个人尽可能说出自己此时此地的感受。

时间控制：预留充足的时间，使学生们能最大化地表达内在情感。

引导性询问：在龙卷风发生的时候，学生体验了什么不同寻常的事情？你现在有什么不同寻常的体验？龙卷风给你的家庭和生活带来了哪些巨大的影响或破坏？

（4）第四阶段：团体沙盘游戏的支持与治愈阶段（CISD辅导期）。

心理干预专家介绍在灾难事件发生后，人的常见的情绪反应和应激反应，强调担心、害怕、焦虑等反应是对灾难性事件的正常反应（正常化）。调动个人的积极正向资源。

通过小组分享和心理专家沙盘呈现的内容的体验介绍，改变我们对龙卷风的影响的认识，每个学生轮流对沙盘中呈现的意象进行重新认识和解读，包括龙卷风破坏后的呈现和重建后的呈现。

（5）第五阶段：沙盘游戏的再创作（深层感受期）。

理解参与学生的深度无意识，理解每个学生在龙卷风发生时的情绪体验。

沙盘主题：我在龙卷风发生时，我的体验是怎样的？

（6）第六阶段：体验式团体沙盘总结。

结束沙盘，回答可能存在的问题，告诉同学们再次遇到类似事件时如何积极地采取行动，避免受到伤害。积极地向前看，勇敢地面对各种灾难事件。鼓励学生在遇到类似事件时，能够积极地发现和利用正向资源，并且给每个学生提供心理援助热线，在任何时候，都可以拨打热线寻求帮助。

【危机干预典型案例：中学生的集体心理干预训练】

1. 基本情况　龙卷风经过某中学，虽然中学生在龙卷风中没有伤亡，但学生经历了龙卷风过境的恐惧过程，有存在心理问题的客观因素。经个别调查，学生普遍有害怕、悲伤、担忧、恐惧等灾后消极心理。采用集体心理训练的方法进行心理疏导,通过认知调整和游戏训练的形式来完成。

2. 心理干预过程 主题:"放松心情,快乐成长";地点:室内;人员:20 人。

(1)第一阶段,自我介绍:包括姓名、年龄、班级。

(2)第二阶段,面对现实,承受灾难。

灾难回顾:分别让 1~2 名学生讲述龙卷风的经历、龙卷风过境时的感受。总结:害怕、恐惧、担忧是正常的灾后心理。

(3)第三阶段,进行放松训练。

进行腹式呼吸放松 10 分钟;语言引导想象放松 10 分钟。

(4)第四阶段,珍爱生命,树立自信。

劫后余生更凸显生的可贵和脆弱,每个人都应对生命负责,对家人对朋友负责;通过让同学做平伸手臂闭眼单腿独立的时间测定,使学生领悟努力的作用以及对个人能力的认知,确立自信;通过龙卷风过境时前后变化的对比,特别是灾后的重建帮助学生树立信心;畅想美好未来:先让一个同学到黑板上画一幅将来家乡的图画,然后让另一个同学来补充。第一个学生画了山、房子(平房)、河流、草地。另一个学生补充了太阳、自家轿车、云彩、草地上的花朵。

分析和总结:这些愿望都比龙卷风发生前更美好,生活更加富足。说明同学对生活充满了希望,有很强的成长的力量。

三、危机干预效果

1. 通过危机干预,使在灾害中受伤的群众及时得到专业帮助,消除了心理症状,促进了患者的康复。

2. 通过危机干预,使参与团体干预的学生们更进一步了解了灾难与心理反应的关系，缓解了学生们的危机反应、恢复了心理平衡。

3. 通过危机干预中的媒体传播和热线支持，使受影响的人群减轻了心理压力，缓解了不良情绪。

4. 通过危机干预，提升了辽宁省心理危机干预队伍的实战能力。

四、本次危机干预的反思

1. 机制方面的反思　自然灾害导致的危机往往是突发的，只有建立完善的心理危机干预机制，才能在第一时间做出应对。需要畅通各方协作机制和沟通机制，分工合作，相互联动，形成统一、协调、高效的心理危机干预组织网络体系。尽管在接到命令后进行了本次危机干预，但心理危机干预启动有延时，与多部门信息不对称，无法形成有机联动，应急体系启动和运行仍带有临时性痕迹。

2. 队伍建设方面的反思　尽管心理危机干预队伍建设已经常态化，但在危机事件发生时，也是临时抽调部分队员，导致有些队员无法立刻投入"战斗"。心理危机干预队伍构成比较单一，主要是精神卫生医疗机构精神科医生和心理专业人员，但心理危机干预应该是跨专业的综合干预队伍。缺乏医疗机构外部力量的参与，如志愿者、社会工作者等。通过现实危机干预发现当前心理危机干预演练很少针对某一具体灾难事件，没有考虑到具体的灾难规模、干预人群、干预形式等。

3. 干预人群方面的反思　通过危机干预，我们发现当前受灾群众，包括重点受伤群众，对于心理反应方面的认识较差，不能认识到心理危机干预与其他救援相比同样重要，有些群众会刻意回避心理危机方面的评估。即使在针对学生的危机干预中,有老师、学生也对此不能很好地理解与配合。当然,危机干预针对的是更广泛的正常人群,因此提高心理危机的服务范围是对干预人群的重要反思之一,灾后心理干预可以通过充分发挥心理热线的主动性来增加服务范围。

4. 持续干预方面的反思　在概述中我们可以了解到,心理援助应该是一个长期的过程,有些人在灾难后会产生长期的心理应激反应或创伤后应激障碍,这也是典型的危机管理环节包括恢复的原因。但是对于本案例,缺乏对受灾群众的长期追踪、评估与干预,这是在以后危机干预方案制订中需要包含的部分。

(王明涛)

第二节　事　故　灾　难

案例一　汽车起火事件后的心理危机干预

一、案例背景

火灾是严重影响人民生命与财产安全的常见灾难类型。汽车起火存在火势蔓延快、人员疏散困难等特点。大量高温热烟导致皮肤烧伤、呼吸道灼伤等躯体伤害的同时,还可导致极度紧张焦虑与惊恐情绪。因此,及时的和长期的心理救援均非常重要。

(一)突发事件基本情况

某年 3 月 22 日,一辆旅游大巴在下午 7 时左右,途经某省境内高速公路时突然发生爆炸,瞬间出现熊熊烈火,让人猝不及防,造成了 26 人死亡、28 人受伤的灾难事故。伤者第一时间被送往附近医院救治,死伤者的家属亦陆续赶往事发地。国家、省、市卫生健康委员会等各级领导高度重视,积极组织开展了救援工作。

(二) 本次汽车起火灾难的特点

该起汽车起火事件不同于普通的道路交通事故,有如下几个特点。

1. 火势迅速蔓延、容易高温灼伤　此次事故是由于汽车中尾部发生轻度爆炸,因此火势蔓延迅速,生成大量的高温热烟,导致皮肤烧伤,给人的逃生和灭火救助带来极大的威胁和困难。

2. 视线不良、通气不畅　事发时天色已暗,起火导致车内断电,车内光线极暗,加之浓烟阻隔,当时处于瞬间黑暗状态,极不利于当事人对情况的侦察与逃生。燃烧的气体中夹带着有毒物质,对人的身体带来伤害。

3. 杂乱拥挤、易发生踩踏事件　爆炸带来的火势突发性强,现场的人员、车辆、交通、指挥容易发生混乱。特别是车内人员,在黑暗、狭小的空间中奋力逃生,除了被烧伤,也极易发生踩踏伤害。

4. 心理紧张、思维受限　突如其来的爆炸声与火势,让人产生极度紧张焦虑与惊恐的情绪,面临熊熊烈火与生死考验,难以及时做出逃生举措,亦难以判别逃生方向。

(三) 干预对象的人群分级

经历该起汽车起火事件灾难后,可以根据受害者受到灾难影响的强度将心理干预对象从强到弱分为四级。

一级受害者:汽车起火灾难的亲身经历者,包括不同程度的皮肤烧伤和呼吸道灼伤者。

二级受害者:死难者的亲朋好友。

三级受害者:一级受害者的亲朋好友。

四级受害者:包括目睹和处理死伤者的救援人员,以及消防人员。

由于该旅游大巴上大多为家人旅行团，所以一部分伤员既是一级受害者，同时因同游的家人罹难也是二级受害者。

本次心理干预对象主要是被送往附近医院救治的一级受害者。28 名伤员年龄在 21~79 岁，80% 以上是 60~70 岁的老年人，他们分别入住在烧伤整形科、呼吸科、急诊科，以及重症医学科（ICU）。医疗专家组成员对所有伤员进行的躯体情况综合评估显示，一部分轻伤员经治疗近日即可出院，另一部分还需留院伤员的躯体和面部均有不同程度烧伤，且伴有不同程度的吸入性损伤。还有一部分伤员生命垂危，在 ICU 进行抢救。

二、心理危机干预过程

（一）心理危机干预人员构成

1. 救援队伍构成　汽车起火事件灾难发生后，在国家卫生健康委和省卫生健康委的紧急部署和通知后，多家国家和省直属医院立即启动应急机制，由烧伤重建外科、呼吸内科、重症医学科、急诊科、精神科专家组成的救援队紧急集结出发，并与来自国家卫健委派出的几所医院的医疗专家组成员协同开展工作。

事发之后的两天，国家卫生健康委主持召开了两次事故伤者医疗救治工作会议。表达了对伤员救治工作关心的同时，对下一步救治工作进行了布置。表示要充分发挥烧伤科、重症科、精神科等各学科的优势，通力合作，努力配合国家卫生健康委、省卫生健康委开展工作，加大人员投入力度，分层分类、精准施治，力争全面完成救治工作。

2. 心理危机干预队伍组成　事发次日中午，省内某国家直属医院在 1 小时内迅速组织了一支心理危机干预医疗队，先后派出 6 名心理危机干预人员，包括精神科主任医师 1 名、副主任医师 3 名、主治医生 2 名赶赴事发地。根据国家卫健委事故处置指挥领导小组指示，事发地医院也同步组织成立了心理危机干预救援队。

（二）干预目的

1. 评估突发灾难性事故对不同受伤严重程度受害者的心理影响及其程度，协助制订总体应急处置方案。

2. 预防和控制灾难事故对受害者的进一步危害，帮助受影响的群体制订个性化心理干预方案，包括提供心理支持，使其情绪稳定，尽快恢复其心理社会功能。

3. 在心理危机干预实践中为当地培养后续专业力量。

（三）具体内容

与当地医院做好对接工作，听取了他们对病人的病情介绍之后，对伤员逐一进行了心理评估，以便制订个性化的心理干预方案，同时对伤员家属进行心理评估。由于死者家属无须来医院，所以在心理评估和干预中未予囊括。由于多数患者无法自如行动，有些因呼吸道灼伤而无法发音，所以均采用提问回答、以手或眼示意等多种方式进行心理评估。经过心理评估与筛查，对不同程度心理问题的伤员分别制订了干预方案。6 名心理危机干预人员兵分 3 组，每 2 人一组分头行动。

1. 自杀高危人员的筛查　在第一天的病情分析中发现有较高自杀风险的患者 2 名，随即展开紧急心理救援工作，连夜对这 2 名伤员进行了心理干预。

2. 应激相关障碍的筛查　创伤后应激障碍症状清单（Post-Traumatic Stress Disorder Checklist for DSM-5，PCL-5）筛查伤员的相关症状。PCL-5 包括 20 个条目，采用 5 级评分方法。

3. 情绪睡眠问题的评估　采用面对面晤谈，评估伤员的焦虑、抑郁情绪，以及睡眠状况。临床中常用的评估量表包括

9 项患者健康问卷（PHQ-9），广泛性焦虑量表（GAD-7），以及汉密尔顿抑郁量表（HAMD）和汉密尔顿焦虑量表（HAMA）。

通过上述评估，发现伤员中部分出现了不同程度的急性应激反应症状群、居丧反应、抑郁情绪和焦虑情绪。他们有些对受灾惨景历历在目，不由自主反复回忆；有些出现短暂的"重演"体验，再度恍如身临其境；有些对周围环境反应迟钝、麻木，失去了以往的兴趣爱好；他们有些长时间睡眠差、容易激动、易受惊吓；有些自责，后悔自己为何要带家人出来旅游，等等。

（四）加强多学科联络与沟通

加强受伤者的多学科联络会诊，每日下午定时举行救治工作组的碰头会，包括所有学科的专家和相关领导及管理人员。及时把握受伤者的躯体和心理状况，并反映受伤者的诉求。同时，加强与受伤者家属和受伤者个体的沟通与反馈，向无法与受伤者见面的家属及时反馈受伤者的情况，也及时将外界的相关信息反馈给受伤者。

【危机干预典型案例】

由于本次灾难涉及人员较多，灾难造成的伤害不一，因此，心理危机干预需根据躯体受伤严重程度的不同分层实施。

1. 躯体轻度受伤当事者的干预　该人群系乘坐于车前排座位的几位伤员，在汽车起火的第一时刻迅速下车离开现场。他们被诊断为"呼吸道轻度灼伤"，拟于住院第 3 天出院。虽然他们的情绪较为稳定，无一不庆幸自己"大难不死"，但经心理评估，发现他们仍有闪回、回避等症状。诉"脑子里反复出现当时逃跑的画面""以后不敢再乘坐大巴车"，等等。于是，对他们进行了集体心理辅导。

（1）聆听故事：5 位当事者围圈而坐，请他们依次诉说自己此次的见闻与遭遇，医生认真聆听他们的故事。说到动情之处，患者可能流泪哭泣，或出现情绪紧张、呼吸急促，予以安抚，并进行放松训练。

（2）放松训练：伴随舒缓的音乐，指导当事者缓慢地深深吸一口气，然后慢慢地呼出来，分别放松全身肌肉。并建议当事者回家之后，可以在网络视频指导下进行放松训练。

（3）增强信心：告诉当事者目前的一些心理反应系正常心理状态，学会接受、不回避；在出现紧张情绪时做放松训练；积极投入到新的生活当中去。

2. 躯体严重受伤者　此次伤员中大部分有不同程度的皮肤烧伤，他们有些面目全非、躯体疼痛难忍，有些内心还承受着无比自责的痛苦。他们大多住在烧伤整形科的隔离病房，无法与外界直接联系。

（1）宣泄情感、倾听抚慰：大多数伤员最初情绪欠稳定，回避谈论事件，强忍内心的痛苦，警觉性高。因此，医生分别来到每一位伤员床前，鼓励伤员尽情宣泄自己的情绪，医生则应耐心倾听他们的哭诉，不时地点头以表示情感上的共鸣。有些会将其满腹哀怨一股脑倒出来，有些则会不厌其烦地诉说受灾当时的情景，或一遍一遍地讲述失去的亲人是如何如何，等等。请不要打断他们，因为倾诉是一种很好的情感疏泄方式，泪水亦是心灵创伤的清洗剂。对他们勇敢面对灾难的行为应及时予以赞赏。例如，其中有两位伤员因多次冲进火海救出数人而导致重度烧伤，医生誉之为"见义勇为的英雄"，患者心中感到了莫大的宽慰。

（2）分析现状、积极应对：告诉他们什么是正常的情绪反应，以减轻这种正常情绪反应所带来的负性效应，阻断恶性循环。帮助他们客观分析现状，例如，一位严重伤员自诉是她建议家人出来旅游而导致自己和家人遭受如此灾难，因此非常自责，痛不欲生，认为这都是自己的过错。通过分析主客观因素，帮助这位伤员客观地看待整个事件。让伤者们尽可能用积极的应对方式去面对和承受痛苦,如鼓励倾诉,以写信的方式寄托对亲人的哀思,鼓励躯体伤情较轻的患者积极投身于生产自救中去,如积极照顾受伤的家人,等等,均可帮助其卸载心理负荷。

(3)转达诉求、建立信心:对于处于隔离病房的烧伤伤员,应及时告诉他们一些外界的信息。例如,从国家至省市级相关部门均无时无刻不关心着他们;全国各地的相关顶尖级专家每天在为他们会诊、制订最佳治疗方案,以提高他们社会支持的主观感受度;告诉他们保持良好的心态接受治疗有助于躯体的康复,增强他们战胜疾病的信心;了解他们的诉求,并及时向相关人员或部门反映,以减轻他们的后顾之忧,等等。

3. 重症监护室(ICU)的患者　在 ICU 接受治疗的患者,一部分处于昏迷状态,一部分虽意识清晰,但因呼吸道重度灼伤行气管插管而无法言语。

(1)评估精神状况:对于昏迷的患者,关注是否有谵妄的发生;对于意识清晰的患者,评估当前的精神与情绪状况,关注夜间睡眠情况。

(2)必要时药物干预:对于谵妄状态患者,应及时予以精神科处理。对于严重失眠患者,必要时予以精神科药物干预。

(3)鼓励交流、了解诉求:对于意识清晰的患者,鼓励其用肢体或书写交流,了解他们内心的诉求,最大限度地给予他们内心的安全感。例如,有一位伤员因多次冲进火海救人导致重伤,用书写示意:"我没有给党员丢脸"。工作人员对他致敬时他热泪盈眶,让他感到莫大的宽慰。

三、任务结束及后续工作指导

(一) 任务结束

该事件之后的及时心理干预,受到了伤员们的一致欢迎与好评。在心理危机干预工作开展 5 天后，接到上级指令撤离当地医院，并撰写评估报告和总结。

（二）后续工作交接与指导

由于当地医院的心理危机干预人员紧缺，而在撤离之后还需进行持续的心理干预工作，因此，给当地的相关人员进行了心理危机干预的简单培训。

（三）心理危机干预培训

1. 精神症状的识别　简单介绍常见精神症状的临床表现，包括感觉障碍、知觉障碍、思维障碍、注意障碍、记忆障碍、定向力障碍、智能障碍、情感障碍、意志行为障碍等。

2. 常用心理评估问卷的使用　简单介绍 9 项患者健康问卷（PHQ-9）、广泛性焦虑障碍量表（GAD-7）、汉密尔顿抑郁量表（HAMD）和汉密尔顿焦虑量表（HAMA）条目及其评分方法。

3. 心理危机干预 ABC 技术的实施

（1）Affect（A）——稳定情绪。人处于危机状态时，首先可能会出现强烈的情绪反应，所以，简单心理急救的第一步是稳定情绪。帮助患者宣泄情感、聆听患者的故事或经历，对其某些行为予以肯定，并给予精神抚慰，告知正常的情绪反应并使其学会接受这种情绪。

（2）Behavior（B）——调整行为。经历这一场灾难性事件之后，不论是重伤或轻伤的一级受害者，还是二、三级受害者，都会自主或不自主地将注意力集中于该事件上，加重了痛苦感。此时，需要改善与患者的晤谈方法，建议他们调整行为方式、学会转移注意力，鼓励他们将精力投入需要做的事情之中。同时进行放松训练。

（3）Cognition（C）——改善认知。事故发生后，有些当事者将责任揽在自己身上，为此出现显著的焦虑和抑郁情绪，他们强烈地自责，后悔为何要带家人出来游玩、为何没有预料到事故的发生,等等。此时,要帮助他们分析主、客观因素与现状,寻找替代的想法,帮助他们建立战胜困境的信心。对于死难者家属,予以哀伤辅导。

　　总之,对于道路交通事故幸存者,除了需要关注当事者的躯体受伤情况之外,还应对当事者的心理应激反应进行及时评估,并根据当事者的不同情况进行分层心理干预。心理危机干预 ABC 技术的实施需要根据心理危机干预的总体原则,以及患者的具体情况进行个体化操作。此次心理危机干预组的工作得到了当事者和当地工作人员的一致赞赏与认可,同时给当地医院的后续工作做了一定的铺垫与辅导。

四、本次危机干预的反思

　　1. 需要多层级支持、多学科联动　此次汽车起火爆炸事件造成 26 人死亡、28 人受伤的灾难事故。国家、省市各级卫生健康委予以了高度重视与支持。接受救治的受灾人员来自异地,医疗涉及呼吸、烧伤、重症等多学科处置,因此需要在各级领导和当地医院等多层级的统一指挥之下,进行多学科联动配合。心理危机干预团队需要与其他救援力量进行分工协作,每日互通本专科信息,以保证干预工作的流畅性和有效性。由于本次受害者大多在烧伤隔离病房,心理危机干预人员还需承担当事者与外界信息互通与反馈的桥梁。

　　2. 关注后续躯体康复带来的心理痛苦　由于本次干预的受灾患者中,部分在灾难中身体受重伤,全身烧伤面积较大,暂时失去生活自理能力等,他们不仅要面临物质、心理方面的摧残,还要面对自己的身体缺陷问题,以及后续长时期躯体康复等问题,使得他们的心理问题更加复杂棘手。他们可能会表现得非常敏感,常常渴望他人的关爱,但又拒绝他人的同情,拥有复杂矛盾的内心状态,所以需要持续关注他们的心理健康。

3. 加强当地人员的心理干预意识和专业培训　由于心理危机干预工作需持续进行，而当地相关专业人员紧缺，因此在心理危机干预的过程中，需要帮助当地医务人员加强心理问题的识别，加强心理干预的意识。同时，在国家和省级专家的指导下，对当地相关人员进行快速、简单、易行的心理危机干预的专业培训，为心理危机干预的持续跟踪服务提供基础，以促进受灾人群的全面康复。

（曹玉萍）

案例二　燃气爆炸事故的心理危机干预

燃气爆炸事故近些年多发频发，对城市公共安全构成严重威胁。这类事故的发生往往由于多种原因，包括但不限于安全管理不到位、个人违规操作、行业监管不力等，燃气爆炸事故不仅会造成人员伤亡和财产损失，还会对社会稳定造成影响。燃气爆炸事故特点在于突发性强、危害性大、影响范围广，对受害者及其家属、救援人员及目击者都可能造成心理影响，这类事件不仅对个体的身心健康构成直接威胁，还可能引发社会恐慌和民众不稳定情绪。

事故灾难背后往往有人为因素，因此事故灾难比自然灾害更容易激起民众的愤怒情绪，进而进一步激化社会矛盾。在进行此类燃气爆炸事故应急处置时，需要快速科学地进行事故调查，通过官方媒体定期通报调查结果，以稳定民众情绪。做好相应的资源支持和善后处理是危机干预工作中最核心、最有效的部分。此外，在燃气爆炸事故中，危机当事人往往身心俱伤，在提供心理干预前要充分考虑躯体伤害带给当事人的影响，要与医护人员、指挥部等做好沟通与协作，快速评估当事人的心理状态，制订个性化的干预方案。在干预过程中注重人文关怀，尊重个体差异，避免二次伤害。

一、案例背景

（一）突发事件基本情况

某日清晨 6 时，某市社区集贸市场发生了一起燃气爆炸事故。事故导致 25 人死亡，138 人受伤，其中 37 人重伤。事故发生后，省委省政府迅速采取行动，组织开展了救援工作。应急管理部派出工作组赶赴事故现场，指导救援工作。国家卫健委派出医疗专家组，为爆炸事故的卫生应急处置提供指导。某市精神卫生中心受省卫生健康委指令，累计派遣三批次的心理专家前往开展心理救援工作。

（二）干预对象基本情况

在爆炸事故中受伤的群众被送往三家定点医院进行救治。由于燃气爆炸产生强大的气流及二次爆炸，伤员多是贯穿伤、被气流冲击产生的摔伤，以及爆炸气流震碎高楼玻璃产生的划伤。

爆炸事件发生后，根据受事件影响的程度，将干预对象主要分为三类：伤员/幸存者，遇难者家属，其他人群（现场目击者、一线救援人员、社区工作者等）。经评估，最首先需要干预的一级人群主要为伤员和遇难者家属。

针对定点医院的伤员，干预小组进行了心理筛查评估，筛查的重点人员为：儿童青少年、老年人；既往或目前有精神心理疾病病史人员；家庭和社会支持较少的人员；存在认知、情绪、行为等方面应激症状的人员。

通过访谈和筛查，了解到干预对象的情绪主要是对该次事故灾难的愤怒和恐慌。大部分伤员没有出现明显的创伤后应激障碍（PTSD）症状，少数中老年人在事故发生后的几天内出现闪回（反复、不自主地涌现出与爆炸现场有关的声音或画面）、一过性错觉等症状，经过医院的救治和安置休息，后续基本恢复正常。

二、心理危机干预过程

（一）干预目的

1. 评估突发事故灾难对社会大众心态及当地人群心理的影响范围及程度，协助制订总体应急处置方案。

2. 预防和控制事故灾难的进一步影响，为受影响的群体提供心理支持、稳定其情绪，使其尽快恢复心理社会功能。

3. 在危机干预实践中为当地培养后续专业力量，为有需要的人群提供持续的专业心理服务。

（二）主要措施

1. 成立工作小组和专家团队　成立心理危机干预工作组，包含组长、行政联络协调、每日信息记录及报送、心理专家等人员。专家团队中由抽调国家专家 2 名、省级专家 10 名、当地三家医院的精神心理科人员，及省红十字会心理救援队等人员组成。成立了 5 个心理干预小组，每组指定一名人员担任组长，每个小组有大约 10 名成员，由精神科医生、心理治疗师、心理咨询师等组成。

2. 制订危机干预工作方案　小组确定将心理危机干预作为医疗救援工作的一部分，根据事故处理工作进展，及时调整心理危机干预工作重点。心理危机干预各工作小组成员在第一时间到达灾难事故现场和救治医院，讨论确定人员安排和分组，制订干预方案，形成工作机制，为危机干预工作开展确定方向。

3. 组织培训提升干预技能　针对两所定点医院的医护人员和参加救援的心理咨询师，分别开展了两场心理急救专题培训。培训内容包括灾害现场心理救援的基本流程、对策、方法及注意事项等，促进医护人员及救援人员对有心理服务需求对象的识别和初步干预。

（三）具体内容

1. 满足基本生活需求　在灾难发生后，当地政府迅速采取行动，为灾民提供必要的物资，包括食物、水、生活用品等，以确保他们的基本生活需求得到满足。开辟收治定点医院，组织医疗救援队伍，为受伤的灾民提供及时的治疗。设立安置点，为灾民提供安全的住所和必要的生活设施。

2. 评估需求与关注问题　入院的伤员在接受外伤救治的同时，给予早期积极的心理干预。采取倾听患者诉说、理解患者情绪宣泄、关心患者饮食生活等方式，努力使伤员在小家庭受到灾害时，感受到社会大家庭的关爱。

3. 帮助获得信息与社会支持　联系家人陪伴伤员，引导家属给予受灾人员支持、安慰和关怀。在无法全程陪伴的情况下，联系公益慈善机构或其他相关支持力量，来长期地帮助他们，并尽可能地提供相关服务信息或医疗支持。

4. 科学分类干预　根据受事故影响的三类人群：伤员／幸存者、遇难者家属、其他人群，实施分类干预。成立的5支心理干预小组，3支分布在3家伤员定点救治医院，配合医疗救治组进行心理干预；1支负责遇难者家属的心理干预，配合指挥部做好安抚工作；1支针对其他人群如现场目击者、一线救援人员、社区工作者等，配合指挥部做好心理干预工作。

（1）伤员／幸存者的心理干预：干预小组成员分科室对幸存者进行每日查房，查房人员固定，每日定时与伤员交流，与其建立良好关系，在查房中完成评估与干预。在出院前，与患者所在地社区工作人员或医护人员进行交接，转告相关医疗信息及后期心理干预建议，定期随访。

（2）遇难者家属的心理干预：与医疗人员一起出诊，从关心询问家属的身体状况入手，在巡诊中进行快速评估，包括物质、医疗需求、社会支持以及心理危机等，与家属建立关系，面对面告知遇难者家属坏消息。对巡诊发现的重点人群采取对应的干预措施。

（3）参加救援人员的心理干预：针对参加救援的工作人员，在当天工作结束后，分批次开展团体心理辅导。引导成员讲述自己的所见所闻及内心感受，表达其内心的恐惧、焦虑等情绪，鼓励团体成员相互交流自我觉察、自我应对的方法。在每日救援结束后，对心理干预人员进行简短的指导和督导，确保心理干预人员自身情绪的稳定。

【危机干预典型个案】

1. 基本情况　Z 先生，救援人员，工作 10 余年。已婚，父母健在。据家人和同事反馈，患者性格较为果敢坚毅，少言寡语，人际交往较少，平时主要忙于工作，家人偶有埋怨但也会支持。

2. 事故经过　早上 6 点多发生事故时，Z 先生刚接班到岗，还没来得及弄清楚情况，就第一时间赶到事故现场，见到现场较为惨烈，他第一直觉是努力搜寻被掩埋的群众。在他忙于搜寻群众和救援的时候，发生了第二次爆炸。当时他被突如其来的爆炸声惊了一下，然而根据自己的职业素养，又马上恢复了清醒，准备再次投入救援，却隐约感觉到左腿有点不听使唤，隐隐感觉到疼痛。这个时候他才注意到，原来二次爆炸所飞起的石块贯穿了自己左侧小腿。即使腿受伤了，他也没有停下自己的脚步，还是不停地呼喊，引导陆续赶来的救援人员抓紧救人。有民警注意到他腿部受伤，搀扶他上救护车，但他还是看向后面，看到有伤员被救出，把救护车让给了其他伤员。稍等一会暂时没有受伤民众出来后，他才愿意让医护人员将自己抬上救护车，送至当地医院救治。因受伤失血严重，患者入院后直接进入 ICU 病房。

3. 心理干预过程

（1）第一阶段：入院后的心理稳定及手术前后干预。

入院第二日，心理干预人员协同主管医生团队进行查房，患者意识清晰，对答切题，能够清晰表达自己的身体感受。在与治疗团队的沟通中，患者反复强调，希望专家能够保住自己的小腿，治疗人员表示会尽全力。心理干预人员针对此情况，强调治疗团队中有国家级医疗专家的参与，引导患者关注目前病房的环境条件，会提供最好的治疗，患者表示接受。

第三日，对其进行腿部手术，根据医护人员反馈，患者在晚上睡觉前略有焦虑。心理干预团队根据此情况，评估目前无须干预，更有利于患者状态稳定。第三日下午手术清醒后，心理干预人员参与共同查房，评估患者术后心理状态，患者麻醉清醒后因疼痛略有烦躁情绪，医护人员在处理创口时予以注意，患者情绪尚稳定。

（2）第二阶段：截肢手术前后的心理干预。

因患者病情恶化，经过专家组讨论，需要对其进行截肢手术，针对此情况，专家组决定，由主治医生和心理专家协同，一起告知患者截肢手术方案。

心理干预人员建议通知患者妻子一起陪同告知过程，以增强告知过程中患者的心理状态稳定性。心理干预人员给予患者和家属情感支持，帮助患者进行情绪稳定化，由心理专家询问患者和家属的感受，患者反馈手术后一直很难受，而且还在发热，家属也表示了对患者目前的担心。心理干预人员如实说明根据患者现在的情况，保守治疗可能结果会很不好，专家组的意见是需要进行截肢。说到此处，心理干预人员停顿下，等待患者和家属进行信息消化。几分钟后，患者和妻子确认了一下手术方案，询问具体的手术安排，这时候心理干预人员给予共情和肯定，再请出主治医生，由其具体说明手术相关安排。

截肢手术后，心理干预人员再次探望患者，患者反馈目前状态还好,心理干预人员说明了手术后的一般心态变化,患者表示接受并表示感谢,并提出希望自己能够顺利度过,如果有需要,会联系心理干预人员。

(3)第三阶段:家属干预和随访。

在手术后,心理干预人员与患者父母、妻子进行了交流。患者家属表达了对于患者情况的担心,尤其反馈患者平时自尊心很强,担心可能接受不了现实。心理干预人员说明了此类情况的心理恢复过程,增强家属对于患者心态恢复的信心,同时提出相关建议,帮助患者回归正常生活。后来患者转入普通病房,根据随访家属的信息反馈,患者情绪偶有波动但都在正常范围内,并且持续参加康复训练。

三、危机干预效果

1. 有力支持了整体救援工作,保障了受伤群众及家属的身心健康。

2. 缓解相关医护人员的工作压力,提升了医务人员尤其是护理人员的心理疏导能力。

3. 对于事故发生后的社会舆情、民众情绪给予了专业建议和支持,获得了当地相关救援人员的认可。

4. 经过实践探索形成了爆炸事故中告知坏消息的"CMAF 模型":与当地医生进行联络会诊(consultation-liaison)、家属会谈及现场培训(meeting with the patient's family)、临床医师和心理专家陪同家属在场告知(accompanied by clinicians and psychologists)、随访(follow-up care)。

四、本次危机干预的反思

1. 国家支持与全社会参与是救援的重要基础 此次燃气爆炸事件造成 25 人死亡,国家卫生健康委高度重视,立即安排卫生应急负责同志带领国家级医疗专家组赶赴当地指导伤员医疗救治和心理援助。善后处置工作得到家属理解,与各级政府的高度重视、全力救助及全社会的参与支持分不开。

2. 统一指挥调度是救援有序开展的重要保证　心理专家团队中包含国家、省、当地医院的心理专业人员,以及省红十字会心理救援人员,有精神科医师、心理治疗师、心理咨询师,共同接受指挥部的统一指挥和调度,与其他救援力量分工协作。制订详细、可行的心理危机干预方案,畅通工作机制,明确心理危机干预工作方向。

3. 注重心理救援的特殊性和专业性　遵从以人为本精神,从切入方式到分类干预均符合专业技术及伦理要求,做到不伤害,不过度干预。根据个体的不同心理应激反应程度和不同需求,采用灵活、适度的分级、分类干预及短期帮助。

4. 加强当地专业培训和心理宣教工作　在国家及省级专家的指导下,对当地人员进行心理危机干预培训和指导,为现场危机干预结束后本地持续跟踪服务提供了基础,同时为以后突发事件危机干预和现场心理救援培训积累了经验。在定点医院、安置点、社区及当地媒体等,为当地受灾民众进行心理科普宣教,为有需求的对象提供求助渠道、求助方式等信息,促进居民的自我心理调适及恢复。

(周　洋)

第三节　公共卫生事件

案例一　新型冠状病毒感染确诊病例及家属的心理危机干预

2020 年初,新型冠状病毒感染暴发,疫情传播速度快且早期没有疫苗和特效治疗药物。在这种情况下，人们容易出现各种各样的心理应激反应，尤其是一些确诊病例因过度担忧或失去亲人而出现悲痛情绪、哀伤等问题，事件发生后的第 2 周到 1 个月焦虑情绪会更加突出，集中隔离点还可能出现情绪传递现象。这些情况不同程度地影响了人们的生活质量和身体健康，针对不同群体采取必要的和适宜的心理援助势在必行。在贵州省卫生健康委组织领导的抗疫行动的同时，贵州省心理危机干预中心也对各级人群进行了心理危机干预工作。

一、案例背景

2020 年 2 月 5 日，危机当事人 A 与女儿从外地返黔，在到达目的地后被安排在指定的隔离处进行医学隔离观察。2 月 8 日，A 于隔离处得知女儿（22 岁）确诊，被送到贵州省定点医院进行救治，家属不能跟随，之后 A 变得精神恍惚，整日以泪洗面，食欲减退，情绪低落，隔离处工作人员在征得 A 同意后为其申请心理危机干预。

在新型冠状病毒感染集中救治医院有 6 名确诊病例出现不同程度的焦虑、担忧不安、食欲减退、睡眠障碍、躯体不适症状多，集中救治医院医务科在征得上述患者的同意后申请心理危机干预。

二、干预工作的组织：成立工作小组和专家团队

疫情期间的心理危机干预工作在贵州某医院应对疫情联防联控领导小组的领导下统一开展工作，成立专项工作组，由分管副院长负责此项工作的具体实施。

1. 专业技术组　发动具有灾后心理危机干预经验的专家，组建心理救援专家组提供技术指导。以贵州省心理危机干预中心心理救援队成员为主体，贵州省第二人民医院精神

学科人员为补充。

2. 医务组　负责与上级部门对接，根据省卫健委要求调度心理救援队员及促进各部门协调工作，组织各部门做好文字工作记录及上报工作。

3. 后勤组　专人管理并定期检查相关装备物资，包括服装、个人携行装备、生活用品、药品等。

三、实施心理危机干预的注意事项

1. 与危机当事人关系建立时，保持尊重、真诚、中立的态度，避免二次伤害。

2. 帮助危机当事人重建"安全的世界"。除了洞察他们心理上的需要，在生活需求上也要与其他部门沟通协作，做好全面的安排和处理。

3. 干预的持续性　干预常常需要多方联合，给予相应短期或中长期的心理治疗。

4. 干预的有限性　及时转介，如果超出参与心理危机的干预人员自己能力范围的时候，要及时转介，避免贻误治疗时机，增加极端行为发生的风险，避免工作人员心理资源耗竭。

四、心理危机干预工作方案制订

(一) 目的

1. 为危机当事人(确诊病例母亲)及 6 名确诊病例提供心理健康服务及心理危机干预。

2. 积极预防个人危机事件发生、减缓危机事件对当事人的心理影响。

3. 在危机干预实践中为隔离点医院的医护人员培训心理援助知识，为后续有需要的人群提供持续有效的心理支持服务。

（二）确定干预目标人群

此次的危机干预对象是确诊病例家属及 6 名确诊病例，属于危机干预目标人群的第一级及第二级人群。第一级：为直接卷入灾难的人员，如患者本人等，是重点干预人群；第二级：与第一级人群有密切关系的个人和家属，如确诊患者家属、医护人员等。

（三）目标人评估、制订干预计划

1. 了解危机当事人的心理健康状况，根据所掌握的信息进行各项风险评估，避免极端事件的发生，如自杀、冲动行为等。发现可能出现的心理危机苗头，及时向医院疫情联防联控工作领导小组及分管院长报告，并提供建议的解决方案。

2. 综合应用各类心理危机干预技术，并与宣传教育相结合，提供心理健康服务。

（四）主要干预措施

使用核心倾听技术：共情、理解、真诚、接纳和尊重。

1. 确定问题。

2. 稳定化技术；放松训练，着陆技术。

3. 给予支持，鼓励其沟通与交流。

4. 提出应对方式，从不同途径思考：环境支持，应对机制，积极的、建设性的思维方式。帮助求助者认识到，有许多可变通的应对方式可供选择。

5. 制订计划。与求助者共同制订计划，恢复自制能力。

【确诊病例家属心理危机干预案例】

1. 干预对象基本情况　A，女，48 岁，高中学历，汉族，售货员，无宗教信仰，婚姻状况为初婚，配偶年龄为 50 岁。

性格特点为内向，敏感；既往没有因心理问题或精神疾病住院 / 接受药物治疗；既往体健，无躯体疾病史；否认家族或亲戚中有精神病患者 / 自杀的情况。

当事人的主要家庭成员及关系：①当前重要家庭成员为丈夫、女儿（22岁，此次确诊患者）、儿子（15岁，上高一）。女儿在外地读大学，丈夫为个体户，木工，夫妻关系良好，家庭和睦，但丈夫性格内向，比较寡言。②原生家庭成员及关系：危机当事人描述其与父母及1名兄弟在结婚后关系不亲密，尤其是弟弟借过自己钱未还后来往少，并对此习以为常。③其他社会关系：没有关系很近的朋友，与周围的邻里及婆家亲戚有来往，但自尊心强，总是很在意周围人对自己家的评价，可以提供情感支持的人少。

2. 危机干预过程

（1）干预目的：帮助危机当事人缓解情绪、改善睡眠，接受女儿确诊的事实，防止过激行为（自杀、自伤、攻击行为）；恢复从前的社会适应能力，采取积极而有效的对策面对目前的困境。

（2）心理危机干预过程

1）评估诊断（个案印象）：危机当事人目前情绪状态较为低落，不语，饮食减少，夜间失眠，站在窗口哭泣，表情痛苦，诉不知女儿死活，家里还有丈夫和儿子，自己不能回去照顾，不如死了算了。活动能力下降，有强烈的内疚与悲痛情感，夜晚失眠，经常想起得知女儿确诊要被转走的情景，感到自己没有保护好女儿，一听到电话响就紧张，害怕听到家人不好的消息。女儿确诊的意外对张某来说是一个危机事件，必须进行心理干预。

临床评估及诊断：精神检查示意识清，定向力完整，接触被动合作，言谈切题，情感低落伴焦虑，自知力完整。危机当事人近期有过短暂的自杀念头，在女儿确诊又担心其丈夫和儿子的情况时出现，无明确自杀计划，后再无相关念头。基于目前状态评估其暂无实施自杀计划的风险。24项汉密尔顿抑郁量表（HAMD-24）评分27分，14项汉密尔顿焦虑量表（HAMA-14）评分20分。

2) 干预步骤

第 1 天：给予心理支持，建立医患之间的信任关系。给予当事人安慰、鼓励、适当解释和陪伴，告知其随时可获得心理医生的帮助，对其采用了放松技术中的呼吸放松训练，以及着陆技术。通过引导想象练习帮助被干预者在内心世界中构建一个安全的地方，适当远离令人痛苦的场景，从内疚的情绪中脱离，并且寻找内心的积极资源，目前还有丈夫及儿子是健康的，一家人互相支持，激发其内在生命力，从而增加其安全感和稳定感。针对睡眠问题使用"右佐匹克隆"1mg 睡前服用改善入睡困难。

第 2 天：情感疏泄，理解和认识危机过程。在医生鼓励下开始述说事情经过，医生耐心倾听并帮助其分析，当事人自己也是事件亲历者，其本身并没有错，通过科普既往公共卫生事件帮助其认识到在这个大背景下每一个人都是能力有限，她已经尽到了一名母亲的责任，并且仍然可以通过很多方式去支持女儿，建议其把注意力转移到自己目前的身体健康上，目前最重要的是在隔离点配合做好每日监测，照顾好自己的身体，保持免疫力，减少感染的风险。当事人接受医生的建议，表示要对自己和家人负责。结束访谈前做第二次着陆技术。

第 3 天：改变认知，学习问题解决技巧。当事人今日主动与医生交流，昨日和女儿联系上了，电话中相互鼓励，虽然还是担心、难过，但没有消极的念头，很坏的预想也有所减少，认为事情发生后家人其实没有责怪自己，自己也无须自责。医生对其给予肯定，启发其思考"经过这一劫难，好像把一家人联系得更紧密了，相信你会更好地理解生活……"启发当事人把遭遇视为一次历练和成长的机会，激发其内在力量。当事人感谢医生为其做了心理疏导。

第 4 天：发挥求助者的控制性和自主性。患者服药后睡眠改善，情绪慢慢冷静下来，与当事人讨论在未解除隔离期间怎么安排生活，制订一些可行的计划，鼓励其每天与女儿、丈夫、儿子及其他家人朋友保持联系、沟通。可以做一些室内活动。

3）为隔离点医院的医护人员培训心理援助知识：为隔离点医务人员、行政人员进行"现场工作者心理急救指南"的培训，以期为后续有需要的人群提供持续有效的心理支持服务。每月与一线的医护人员举行一次"巴林特"小组治疗，缓解一线医护人员的职业压力、心理焦虑，帮助其保持职业专业性。

3. 危机干预效果

（1）有力支持了整体的心理救援工作，极大保障了危机当事人的身心健康，缓解了一线医护人员的工作压力，提升了医务人员尤其是护理人员的心理疏导能力。

（2）积累经验，为公共卫生事件暴发导致的个别或群体心理危机给予专业支持。

（3）此危机当事人在进行干预后症状缓解，情绪稳定，无消极念头，睡眠改善，嘱咐其逐渐将右佐匹克隆减量为半片、1/3 片直至停用。再次进行评估，HAMD-24 评分 8 分，HAMA-14 评分 10 分。3 个月后进行电话回访，当事人心理状况良好，显示综合运用心理干预方法和策略是行之有效的。

【确诊病例心理危机干预案例】

1. 干预对象　新冠确诊病例 6 名，年龄：在 34~54 岁，既往均未因心理问题或精神疾病住院 / 接受过药物治疗；其中 2 名病例有高血压病史；6 名干预病例均否认家族或亲戚中有精神病患者 / 自杀的情况。

2. 危机干预过程

（1）第一阶段：介绍期，建立团队联盟。

该阶段，6 名成员互相介绍自己的基本情况，包括姓名、年龄、职业。治疗师强调交流信息仅限于团队内，强调保密性。

（2）第二阶段：事实阶段，重新认识危机的全部真相。

请对这件危机事件中所遇到的人和事进行描述，要求描述限于客观事实。

确诊患者 1：我是在过年回老家的火车上被感染的，完全不晓得有这样的病，就想到回家过年，哪知道会被传染上，不晓得我传染到其他家人没有，好像有些人得了这个病严重得很，我也感觉胸闷得很，被关在这里不晓得好久能回家，吃得不习惯，晚上咳嗽睡不着觉。

确诊患者 2：是的，我家里人也被隔离了，本来是要团聚的，现在一个见不到一个。但是家里人到现在好像没有确诊这个病。

确诊患者 3：我也是在路上被传染的，被通知要隔离的时候害怕得很，以为会死，转几个地方才到这里，住得很可以，就是家里还有一个小娃娃要带，我感觉我没有什么太重的症状就是想出去，想回家，得不到出去心烦意乱的。

确诊患者 4：我是去赶场（赶集）吃饭被感染的，觉得有点倒霉，回去后被寨子里的人嫌弃。

确诊患者 5：我和大家差不多，很想快点好，好出去照顾家里其他人，这个年没有过好，心里不舒服。

确诊患者 6：被感染后送到这里，医务人员很好，但看到网上讲的就是害怕这个病会影响身体，感觉自己总是气喘。

注：这个阶段，许多成员可能会谈及个人感受，治疗师可巧妙地加以控制，避免成员过多地谈及个人感受。

治疗师：好的，大家都说了这次事件中自己的经历，到这个医院来的过程。事实上，对这个病网上有些消息是不准确的。我们很关心自己和家人身体情况，但是先不要乱猜，有些事情需要时间去验证，不要过早下结论。

（3）第三阶段：感受阶段，聚焦此次事件中大家的个人感受以及感受变化。

治疗师：在这次事件中，你最强烈的感受是什么，现在感受怎样？以前有过类似的感受吗？

确诊患者4：很害怕被戳脊梁骨，有点害臊，这个事情讲起来丢人，别个看到自己都会躲远，以后在村子里没脸生活了。

治疗师：你感觉得了这个传染病特别丢人，而且大家都害怕这个病所以也害怕你，以后会被别人指指点点，被区别对待，现在感到很担心。

确诊患者5：我很难过，我和一些家人现在还联系不上，我不知道他们怎么样了。我很害怕，心里很难受。

确诊患者6：我现在担心不知道什么时候能回家，这个事情（疫情）好久才能结束。可能像之前"非典"一样几个月就没有了，但也不知道，什么时候是个头，过完年能不能回去打工。

确诊患者3：我也一样，我很想知道什么时候能出院，每天查核酸，嗓子、鼻子受不了。

治疗师：大家都很担心自己及家人，也担心以后的生活，我现在也和你们一样有难过和一些不确定的感受。

（4）第四阶段：症状阶段，讲述自己在危机事件发生后出现的一些急性应激障碍相关的症状。

包括睡眠改变，饮食改变，情绪改变，闪回、回避症状，以及注意，记忆，决策解决问题等认知影响。

治疗师：疫情发生后，我们很多人还会感到担心、不确定、害怕，有些人的睡眠也有问题，甚至一些人身体会出现不舒服的症状。这些症状可能会对我们的生活带来一些影响。下面我们聊聊这方面的问题。

确诊患者1：是的，我现在很害怕核酸不能转阴，不晓得是加重了还是没有完全治疗好，晚上总是不停想这些事情睡不着觉。

确诊患者3：是啊，一天到晚胡思乱想，想着顺其自然，一听到核酸又阳的时候接受不了，想发脾气，这里医务人员很好，又觉得不应该增加他们的负担。晚上有点想哭。

确诊患者5：我着急，核酸再不转阴不知道该怎么办。

确诊患者2：我想等我出院后一定要好好和家里人过日子，少和爹妈吵架，听他们的话。

注：此阶段需要关注一些出现精神病理性症状的个体，筛选出需要进行进一步个体化治疗的个体，但是在团队活动中不必马上进行处理。

（5）第五阶段：教育阶段，治疗师讲述和此次危机事件相关的知识。

包括危机事件的事实信息、可用的资源、危机造成的应激反应表现，并强调危机事件后的应激反应是一种正常的表现。

治疗师：是啊，我们一样也处在疫情暴发的时期，也害怕感染，也会担心自己和家人，不知道正常生活什么时候恢复，作为医务人员你们的健康我们也会很挂心，晚上也会睡不着。这次的疫情对所有人来说都是一个灾难性的事件，我们会惊慌，我们会担心后面有更大不确定的事情发生，担心给自己的身体带来伤害。我们会因为疫情害怕去人多的地方，害怕自己传染给别人，对被自己传染了的人愧疚，这些都是正常的，是人之常情。我所知道的事实是，目前防控体系已经建立，生活保障也逐渐完善，救治经验越来越多，全国的专家不断修正治疗指南，意味着治疗越来越有依据和把握，这点大家可以放心。还有一些家人、朋友没有确切的信息，我也很担心他们。不过，我们现在不要去猜测他们到底怎样了，政府有一系列的管控和救治方案保障每一位公民的健康，在确定事实之前，我们不能被自己的猜测困扰。现在，我们聊聊我们能做些什么。

确诊患者2：我想我应该静下来。这两天太乱了。

治疗师：大家想想有没有什么办法能让自己静下来？

确诊患者 4：我会听听音乐，有时候刷一下好笑的视频，也会让自己好一些。

确诊患者 5：是的，你可以听听歌。刚才医生也说了，不要瞎想。

确诊患者 3：对啊，护士这两天带我们一起做操。也可以分散一些想法。

注：每个人都是自己的问题专家，建立正确的适应方式和应对策略需要激发团队成员内部的资源，而不是简单地被灌输想法。

（6）第六阶段：重返阶段（总结）。

治疗师进行总结，对错误的信息和错误观念进行澄清，和团队成员探讨具体的行动方案，强调成员之间应互相支持，利用可利用的社会资源，帮助个体恢复到正常社会生活。

治疗师：今天我们聊得很好，大家发言都很积极，我简单总结一下。第一，大家都发现其实我们获得的一些信息是错误的，比如这个疾病治不好了，周围人会害怕你们等，后来发现其实并不是这么回事。因此，我们之后碰到这类信息时先不要马上相信，多询问医师。第二，我们有些患者认为自己现在的担心、紧张是胆小，其实这是不对的，这是对这次疫情暴发正常的反应。第三，我们都谈到了，现在我们可以听听音乐，患者之间多交流、参加病房的锻炼，来缓解自己的情绪，希望大家都能做到，好吗？

患者们：好。

3. 危机干预效果　采用创伤后应激障碍自评量表（PTSD-SS）和 90 项症状清单（SCL-90）于危机干预前后分别进行心理测评。干预前，情绪反应主要表现为恐惧、焦虑（$P < 0.01$），伴有食欲减退、睡眠障碍等生理反应；干预后，心理应激反应和危机损伤程度显著改善（$P < 0.01$）。

五、案例反思

1. 统一组织、协调的重要性　贵州省第二人民医院心理危机干预中心在：定点医院及隔离点先后派出 10 余名心理危机干预队员，既有精神科医师也有临床心理治疗师，共同接受贵州省卫健委现场指挥部的统一指挥和调度，与临床科室、行政部门紧密协作。制订了详细、可行的心理危机干预方案，形成了有效的工作机制，为后续心理疏导工作开展确定了方向。

2. 注重心理救援的特殊性和专业性　本着人文精神，从伦理、专业的角度进行心理干预，切入方式符合专业要求，根据个体的不同的心理应激反应程度和不同的需求，采用灵活、适度的干预，给予短期帮助。

本案例分别有隔离观察者和确诊患者，在隔离病房开展心理干预有其特殊性，医生随时前往需要穿脱防护服不方便，故采取的是视频干预的方法，对一些非言语性的信息捕捉不及时，但可以通过积极的言语沟通去弥补信息差。在隔离区设置专门的心理援助电话便于患者有特殊病情变化时及时获得帮助，也能让患者感受到医生愿意随时帮助她，有助于建立良好的医患关系。

此案例在急性应激阶段以支持性心理干预为主，结合稳定化心理干预技术；采用通过矫正患者错误认知的方式，使其克服非理性思维与自我否定，调动自我潜能和自信心，提高自我控制能力，通过 4 次心理干预，患者情绪明显改善，并且有了更加积极的变化，使患者具有了自强的应付能力。

3. 加强心理援助培训和宣教工作　对现场工作的医护人员进行心理危机干预的专业培训和指导，为之后的跟踪服务提供了坚实的服务基础，缓解了一线医护人员的职业压力、心理焦虑，帮助他们保持职业专业性。

（吴　　刚）

案例二 突发感染性事件医护人员意外暴露心理危机干预

突发公共卫生事件（以下简称突发事件），是指突然发生，造成或者可能造成社会公众健康严重损害的重大传染病疫情、群体性不明原因疾病、重大食物和职业中毒以及其他严重影响公众健康的事件。《突发公共卫生事件应急条例》第三十五条明确指出"参加突发事件应急处理的工作人员，应当按照预案的规定，采取卫生防护措施，并在专业人员的指导下进行工作。"如何在做到并做好应急事件紧急救援的同时，也做好自身防护非常重要。

一、案例背景

（一）突发事件基本情况

某地区暴发呼吸道传染性疾病，当地卫健委组织全市医护力量进行治疗。医护工作期间需要穿隔离衣，且人员不足，故医生工作时间 8 小时一班，护理工作时间 6 小时一班。某日晚6 时，一名医生因连续几天睡眠饮食欠佳比较疲惫，因低血糖晕倒在工作病房内，半小时后被发现送入休息区但有感染暴露风险，多名在同一场所工作的医护人员发现同事倒地，因为头戴面罩且来自不同机构，之间并不熟悉，也不清楚具体状况，并且担心摘下面罩就地处置会导致感染，所以等待相关人员到场后给予协助处置。待了解晕倒人员是一名医生并且因为低血糖晕倒后，很多人担心自己出现类似问题，害怕也没有人及时抢救自己或者被感染，为此感到焦躁，陆续出现情绪问题。事件发生后，市委市政府高度重视，立刻组织本市心理危机干预人员进行干预，并向省卫健委提出申请邀请省级心理危机干预专家进行工作指导。省精神卫生中心受省卫生健康委指令，派遣心理危机干预专家前往协助本地人员开展心理援助工作。

(二)干预对象基本情况

心理援助专家组抵达现场后经过严格检查检疫,发现无人员在此次事件中被感染,都是出现明显情绪问题的医护工作人员。

事件发生后,根据受事件影响的程度,将干预对象主要分为三类:晕倒医生;目睹本次事件发生的医护人员;其他人群(休息区工作人员和家属等)。经评估,最需要干预的一级人群主要为晕倒医生和目睹事件的医护人员。

针对不同人群,干预小组分别以面谈和线上交流等方式进行了心理筛查评估,通过访谈和筛查,了解到晕倒医生的晕倒原因为低血糖,目前单独居住在休息区,躯体检查未见异常,未发现被感染征象,存在疲乏感和失眠问题。目睹事件人员出现的情绪问题主要是对该次事件的恐慌和身体疲惫感。未发现有人员出现创伤后应激障碍(PTSD)表现。

二、心理危机干预过程

(一)干预目的

1. 评估突发事件对本次参与救治工作的人员心理的影响范围及程度,协助制订应急处置方案。

2. 控制突发事件的进一步影响,为受影响的群体提供心理支持,帮助他们稳定情绪,尽快恢复心理社会功能。为预防类似事件的再次发生制订有效的预防方案。

(二)主要措施

1. 成立工作小组和专家团队 成立临时心理危机干预工作组,包含组长1名、联络协调员1名、心理专家数名。指定1名心理专家为个体心理干预者,主要针对晕倒医生进行个体心理干预;同时成立了1个心理干预小组,由1名熟悉团体心理治疗的精神科医师担任组长,同时配备 2~3 名心理治疗师或心理咨询师完成团体心理危机干预。

2. 制订危机干预工作方案　确定将心理危机干预作为本次突发事件的工作重点,随着突发事件处理工作进展,个体干预与群体干预同时进行。心理危机干预成员根据事件的发展过程随时调整干预重点,各小组尽快制订干预方案,形成工作机制,为危机干预工作开展确定了方向。

3. 组织培训提升干预技能　针对参加救援的精神科医生、心理治疗师、心理咨询师,开展了一场关于急性呼吸道传染病的自我防护专题培训。培训内容包括呼吸道传染病的自我防护、隔离衣的穿脱及注意事项等,提升救援人员的自我防护能力。同时针对现场参与医疗救治工作的医务人员开展了一场心理健康专题培训,促进医护人员及救援人员对有心理服务需求的对象的识别和初步干预。

（三）具体内容

1. 调整工作时间与方式　在事件发生后,当地政府迅速采取行动,将全部工作人员换下,没有发生暴露风险的人员送到隔离休养区进行休息,并及时调整工作时间及方式,将所有医务人员的工作时间都改为 4 小时每次,每天两班,人员相对固定,方便人员之间交流沟通。

2. 评估需求与关注问题　因晕倒医生存在被暴露风险,故进行线上评估和干预,包括采取倾听被干预人员诉说、关心其饮食生活、解决睡眠问题等实际困难。针对目睹事件群体进行团体心理危机干预,应用"巴林特"小组干预模式,从不同角度观察理解当时处境,适度宣泄情绪,了解人员的心理需求。

3. 帮助当事人获得家庭与社会支持　与相关人员的原有单位人员进行沟通,由各位医务人员原单位人员对其进行心理支持工作,解决工作人员的后顾之忧,同时告知各位危机当事人可适度寻求家人的情感支持。

4. 分级分类进行干预　根据受事件影响的三类人群：晕倒医生，目睹本次事件发生的医护人员，其他人群（休息区工作人员和家属等），成立的 3 支心理干预小组，一支直接负责晕倒医生的后期全部心理干预，采用线上干预模式；一支负责目睹本次事件的工作人员的心理危机干预，采用"巴林特"小组模式进行干预；最后一支针对其他人群如休息区工作人员和家属等，采用 24 小时线上咨询模式进行干预。

（1）晕倒医师的心理干预：干预小组中固定一名资深心理专家对晕倒医师进行 24 小时待命状态的线上心理咨询，每天固定时间与晕倒医师进行线上交流，了解其身体和心理状态，当出现问题时及时给予解决处理，满足所需生活及医疗等需求，协助其和家人建立联系并保持一定的沟通交流，促进其心理和社会功能恢复。危机当事人有需求的时候保证随时可以进行线上干预。

（2）目睹本次事件发生的医护人员的心理干预：采取"巴林特"小组心理干预模式，根据实际情况每 8~10 人为一组，由心理专家和心理咨询师组成一个团队进行干预，在团队中邀请成员叙述本次事件对自己产生的影响，其他成员叙述自己看到、想到的情况，讲出自己的想法感受，并给予反馈，积极寻找解决问题的方法，平复因此事件带给大家的恐慌。同时定期对本次事件中的危机当事人进行情绪行为等方面的问卷评估。

（3）休息区工作人员和家属的心理干预：针对日常工作人员和本次事件中的危机当事人员家属的咨询问题，开通了一条心理援助热线，保证当相关人员有需求的时候可以解答其疑惑，确保其余相关人员情绪稳定，以此来保证重点干预人群的情绪稳定。

【意外暴露感染的医务人员的心理危机干预案例】

1. **基本情况**　医生 A，女，36 岁，重症医学科工作 10 年。已婚，父母健在，有一 6 岁儿子。在被选调参与援助工作前已经在本单位连续工作 10 余天没有休息，曾间断有过低血糖和失眠状况。

2. **事件经过**　连续工作多天，有些疲惫，最近一周一直上 16 点到 24 点的小夜班，回到居住地一般是凌晨 2 点左右，导致失眠问题比较明显，事件发生前一晚几乎整夜没睡，白天没有精神和胃口，早晨只少量进食粥，午餐进食少量蔬菜和水果。下午上班后感觉有些疲惫，穿着隔离服感觉有些胸闷气短，持续工作两小时后感觉头晕，没有力气，低头检查设备的时候突然眼前发黑晕倒在病房内，当时因为穿着隔离服，被工作人员发现后不敢就地采取抢救措施，等待确认身份后由相关人员送入加护病房，在此期间已经自行清醒。在加护病房检查没有身体其余异常的情况下转入隔离休息区。

3. **心理干预过程**

(1) 第一阶段：稳定化技术的早期应用。

当医生 A 被转送到隔离休息区后，心理专家第一时间与医生 A 进行通话联系，获得信息为医生 A 目前身体状况较差，感觉疲惫，无力，心理状态可，但是有失眠症状，希望可以通过药物改善失眠问题，进食少，无食欲。经评估其存在失眠问题，建议给予短效镇静催眠药物帮助其改善睡眠问题，促进其精力、体力恢复，给予情绪安抚，可接受。

第二日午间，在时间上保证危机当事人有充分休息后与其进行线上联系，获知昨夜睡眠良好，睡眠时间 10 小时以上，今天情绪比较饱满，上午进食良好，感觉体力有所恢复。但是对于是否被感染的情况有所担心，反复询问自己当时被抬出的情况，想确认是否有隔离衣破损等可能被感染的情况。遂充分告知其当时发生的情况，并告知其第一次检查结果为阴性。继续稳定情绪，建议增加休息，适当时可以和家人联系。

（2）第二阶段：恐惧心理的心理干预。

因其存在被感染风险，需要每天进行相关检测，所以医生 A 每天都有担心，经专家团队讨论仍需要每天对医生 A 进行心理安抚。

第三到第六日心理干预人员每日固定时间与医生 A 进行线上联系，通话时间在 1 小时左右，主要了解其日常生活情况和心理情绪变化。医生 A 表示自己是专业医生，了解自己存在被感染风险，即使自己被感染也认为现有医疗条件可以帮助自己治疗，但是会担心后续身体疾病和家人问题，仍有一些恐惧心理。给予情绪安抚，教授呼吸训练法和正念冥想法来改善焦虑恐惧情绪。耐心解答其所有困惑，及时将检查结果给予反馈。医生 A 整体情绪平稳。第七天，明确可以排除被感染风险，告知其接受七天隔离观察后就可以返回家庭或工作岗位，医生 A 表示乐于接受接下来的工作。

（3）第三阶段：家属干预和随访。

在被隔离期间，医生 A 的状况一直被家人所担心，家人情绪受到一定的影响，专家组经过商定，安排一条热线解决相关家属的问题，热线人员针对家人的情绪，及时跟进，及时通报医生 A 的身体状况。定期帮助家属了解医生 A 的状态。家属情绪逐渐稳定。医生 A 解除隔离后返回家庭，后续跟踪随访情绪稳定，能参与正常工作生活。

三、危机干预效果

1. 及时调整了作息制度，给援助的医务人员提供适宜的工作环境，保证援助工作继续有效开展。

2. 及时有效地缓解了医务人员的恐慌心理，提升了医务人员的心理健康水平。

3. 对于事件发生后的社会舆情、医务人员情绪处置给予了专业建议和支持，获得了当地相关政府部门的认可。

四、本次案例反思

1. 应急预案的制订是救援的重要基础　此次事件为意外发生，但是通过本次事件发现感染性疾病的暴发应急预案虽然有准备，但是针对救援中的特殊场所、特殊事件的应急预案准备不足。对于工作人员的心理身体状态评估不足，工作时间设置欠合理，未充分考虑到人员各种复杂情况，对于工作中一些难点问题准备不充分等因素导致了本次事件的发生。

2. 因地制宜利用各种有效手段进行救援　特殊时期、特殊情况要充分利用现有的各种资源，在特殊情况下可以使用线上咨询、电话咨询等多种形式开展心理援助服务。

3. 开展应急事件救援前应对救援人员开展心理和身体健康评估　应急事件救援工作是一项长期、复杂、高强度的工作，需要救援人员本身有较好的身体状况和较强的心理素质。因此在选用救援前应对救援人员实施评估，选用身体状况和心理状态较好的人员参与应急救援工作。

（张云淑　蒋　燕）

第四节　社会安全事件

社会安全事件是由社会矛盾引发的，形成一定的规模，造成一定的社会影响，危害社会稳定，干扰正常的工作秩序、生产秩序、教学科研秩序和社会秩序的突发公共事件。作为《国家突发公共事件总体应急预案》中四类突发事件之一，主要包括恐怖袭击事件、经济安全事件、涉外突发事件等。社会安全事件在一定范围内、一定时间内不可预料地爆发，会严重影响社会关系的协调性和社会活动的组织性，给人民带来生命、财产和精神上的损失，对正常社会秩序、公共安全、国家安全造成威胁，甚至导致经济衰退、社会混乱和政治动荡。

社会安全事件发生后事件当事人或关联人员等群体可能遭受精神心理的巨大冲击，易出现各类应激反应，如不及时开展心理援助和危机干预，可能导致严重的心理创伤。青少年群体相较其他人群更易受到社会安全事件的影响，学校作为青少年群体的主要活动公共场所，公共环境的安全至关重要。如近年来校园霸凌、暴力伤害、教学楼爆炸坍塌等事件屡有发生，严重威胁学生的心理健康。国家和各级政府对青少年群体的身心健康尤为重视，出台各类政策保障青少年或学生群体安全度过突发危机事件。如国家《中小学公共安全教育指导纲要》明确指出，要加强包括预防和应对社会安全类事故或事件的公共安全教育；部分地区如广东省出台了《广东省中小学心理危机干预手册》用于指导学校应对突发事件，及时且适当地帮助学生、教师、家长及其他受影响人员渡过危机；广州市也出台了《中小学预防心理危机极端事件工作指引》；各大高校也纷纷出台学校心理危机干预实施方案或建立大学生心理预警和危机干预制度，全方位保障学生群体的心理健康。本章节以暴力伤害事件为案例介绍心理援助和危机干预的工作如何开展。

案例一　校园门外暴力伤害事件的心理危机干预

一、案例背景

（一）突发事件基本情况

某日清晨 7 时许，某市某区一所小学门口发生了一起暴力伤人事件，一名嫌疑人持刀捅伤多名正在上学的学生，事件导致 7 人受伤,其中 5 名学生、1 名成人和嫌疑人(拒捕时自伤),学生中 2 人伤情较重,嫌疑人被迅速控制,伤者被紧急送医。区政府接到信息后立即成立事件处理指挥部,组织卫健、教育、公安、民政等各部门展开救援保障等工作。指示卫健部门对受伤人员展开全力救治、公安部门加快案件侦查审理、教育部门和学校做好与家长的沟通对接,安抚受影响的师生员工等。当天中午市精神卫生中心接到该区卫健局的求助,希望市级心理救援队能立即出动对受伤学生及家长进行安抚,市精神卫生中心收到求助信息后立即汇报市卫生健康委请求批准,获批后集结专业队伍按指示赶往伤员收治医院参与心理援助和危机干预。

(二)干预对象基本情况

在此事件中,嫌疑人与其他受伤人员分别在不同医院救治;事件发生时,正值上学上班高峰,多名学生、家长及围观群众目睹现场;学校老师、安保人员以及后续参与送治和救助的街镇工作人员也受到不同程度的影响。

暴力事件发生后,根据受事件影响的程度,将干预对象主要分为四类:受伤人员 7 人(含嫌疑人);伤员家属(7 户),约 20人;目击者或事件卷入者,包括现场目击学生约 30 人、值勤老师 6 人、安保人员 4 名、街道工作人员约 15 人;其他人群:受影响家长或其他人员等。经评估,首先需要干预的人群主要为轻 / 重伤员及其家属和遇难者家属;其次针对目击现场出现应激反应的师生及工作人员开展工作;后续干预对象是学校受此事件影响的师生员工以及街镇工作人员;一般学生、家长或群众可开展心理防护、安全教育等健康教育活动。

针对定点医院的受伤学生,干预小组与医疗组进行沟通,了解伤情和治疗情况,在病情允许的情况下方可做心理评估。经过沟通评估,1 名学生和 1 名成年人躯体伤情基本稳定,情绪受事件影响较大,愿意接受心理干预(学生系未成年人,须经家长同意或在家长陪伴下开展);2名学生经抢救无效死亡,家属无法接受事实,情绪激动;2名学生仍在抢救中,不参与评估,心理救援队员对学生家庭成员进行支持陪伴;嫌疑人病情稳定,但拒绝对话和心理干预,病房由警方看守,嫌疑人家属也拒绝参与其相关事宜,心理干预暂时不予介入。

通过访谈和筛查,了解到伤员的情绪主要是对此次暴力事件的恐慌、担心安全受威胁,反复回想与现场有关的声音或画面;伤员家属的情绪主要有悲伤、自责和愤怒等,要求严惩甚至想去报复凶手;目击者出现恐惧紧张、不敢上学,部分人员眼前反复出现与暴力现场相关的场景画面、不敢单独睡觉等。

二、心理危机干预过程

(一)干预目的

1. 评估暴力伤害事件对学校、当地人群以及社会大众心态的影响程度及波及范围,制订心理危机干预实施方案。

2. 为受事件影响的人员开展心理援助和危机干预,促进其稳定情绪、提升应对危机能力、促进心理成长。

3. 为政府部门制订应急处置预案提供建设性的意见和建议。

(二)主要措施

1. 成立工作组和专家团队　成立心理危机干预救援团队,包含队长1名、副队长2名、联络员1名、心理救援队员若干,共计30名队员。工作团队中包含市级救援队员16名、区级救援队员10名和街镇心理志愿者4名,其中10名市级经验丰富的救援队员担任专家,负责为干预组提供技术支持和督导培训。成立了5个心理干预小组,分别负责不同干预对象。每组指定一名人员担任组长,每个小组由精神科医生、心理治疗师和心理咨询师搭配组成，每日开展干预，并完成信息记录及报送。

2. 制订危机干预工作方案　工作组确定将心理危机干预作为医疗救援工作的一部分，根据事件处理和救治工作进展，及时调整心理危机干预工作重点。心理危机干预各小组成员有序到达救治医院、学校及街道办等地点，与相关负责人讨论并确定工作开展细节，制订具体干预方案，并依据情况变化进行调整。

3. 组织培训提升干预技能　针对所有救援队员开展心理危机干预专项培训，培训内容包括危机干预流程、心理急救、心理稳定化技术、哀伤辅导及注意事项等。

4. 实施干预、总结汇报　各组按方案实施干预，每日救援结束向队长汇总工作进展，定时开展组内督导反馈，必要时开展专家督导。

（三）具体内容

1. 评估需求与关注问题　入院的伤员在伤情允许的情况下，给予心理评估和积极干预。采取倾听、理解和支持的技术，帮助伤员、家属、目击者和事件卷入者等人员宣泄情绪、表达需求以及关心伤员饮食睡眠、治疗情况、学习生活情况等，使其感受到安全和舒适，放松身心。

2. 心理评估和筛查　对于伤员、家属、目击者和事件卷入者进行心理评估和筛查，除伤员和家属第一时间开展评估和干预外，目击者和事件卷入者可以逐步开展评估，筛选出高危个体或重点干预对象，有针对性地开展干预工作。

3. 科学分类干预　根据受事件影响的四类人群：伤员、伤者及遇难者家属、目击或事件卷入者、其他受影响人群，实施分类分级干预。成立的 5 支心理干预小组，3 支分布在 4 名伤员定点救治医院及 6 户家庭临时安置点（每户家庭安排 3

名队员),分别对接 2 户死亡家庭、2 户轻伤员家庭、2 户重伤员家庭;配合医疗救治组进行心理干预;1 支负责学校目击者包括师生员工、安保人员等,配合学校做好一般学生或家长的心理健康教育和安抚工作(8 名队员);1 支负责救助和善后等对接事务的社区工作者等(4 名队员),配合指挥部做好心理干预工作。根据指挥部安排,随时调整干预队伍和任务,或增加预备队伍。每组对干预对象心理危机严重程度进行三级评估,筛选一级、二级、三级人群,对不同级别人群提供相应干预策略。

(1)轻伤员及家属的心理干预:干预小组成员与负责救治伤员的医护人员进行病情沟通,对伤员进行心理查房,查房人员相对固定,每日定时与伤员交流,与其建立良好关系,在查房中完成评估与干预。干预小组向家属转告伤员相关心理干预建议,并为有需要的家属提供心理支持,后期伤员出院后定期随访。

(2)重伤员及死者家属的心理干预:与医疗人员沟通重伤员病情及治疗方案,参与医务人员在安置点对有躯体疾病或者有医疗需要家属的诊治,从关心询问家属的身体状况入手,与家属建立关系,充分了解家属方面的关系、支持资源等情况,在医疗人员告知家属抢救情况以及死亡等的坏消息时,做好情绪安抚和哀伤辅导等工作,对家属中发现的重点人群采取对应的干预措施。

(3)目击现场的师生员工:与校方充分沟通目击者的初步筛查情况,对不同应激反应的学生、老师、安保等工作人员进行分类干预,针对不同需求和表现的重点人群采取个体干预或群体辅导等措施。对暂无不适表现的一般师生员工进行心理支持和援助:组织开展心理健康教育讲座,教授该群体心理问题的识别方法、情绪调节方法、求助方式和途径等;现场分发关于心理防护和情绪稳定技巧的宣传资料；提供 24 小时心理援助热线和线上求助途径。

(4) 街镇参与救助和善后事宜工作人员的心理干预：针对街镇社区工作人员，在其当天工作任务结束后，心理危机干预队分批次开展团体心理辅导，引导成员讲述自己的所见所闻及内心感受，表达其内心的恐惧、焦虑等情绪，鼓励团体成员相互交流自我觉察、自我应对的方法。个别应激反应突出或严重的工作人员予以个体辅导，必要时建议指挥部进行人员轮换休息，减少进一步刺激。

4. 定期汇总和督导　在每日干预任务结束后，组员向组长汇报各自任务开展情况，组长汇总后向队长汇报，队长将整体工作开展情况向指挥部汇报，形成意见或建议；同时，每日安排组员开展组内督导和技术指导，确保心理干预人员自身情绪的稳定，必要时进行专家督导；安排好后续随访工作并与相关人员做好交接。

【危机干预典型个案】

1. 基本情况　死者家属 A，男，40 岁，企业高管，工作 10 余年。一年前因工作调动来到当前城市，妻子(38 岁，在一家私企做职员，性格温和)也随之调动工作，女儿(8 岁，活泼开朗)则转学至当前学校，就读三年级。A 平日性格开朗，乐于助人，工作能力强，因企业对当地贡献较大，当地政府特别奖励该企业员工部分当地小学学位名额，因此女儿得以顺利转入该校。

2. 事故经过　事发早上 A 因单位要求提前到岗，故 7 时 15 分提前将女儿送至学校门口等待入校，因尚未达到学校规定的开门时间，其女儿和部分早到的学生一起在门口等待，A 则离开学校前往单位。不久后，一名嫌疑人持刀突然对校门口的学生进行无差别伤害，女儿在事件中受伤严重，头部、手臂多处刀伤，出血较多，校方人员和附近群众立即开展救治并报警，众人将其女儿送至附近的医院，校方立即进行伤员辨认，尽快联系家属到医院。心理危机干预队员后续到达医院接触家属，陪同等待医疗抢救结果。

3. 心理干预过程

（1）第一阶段：抢救过程中，等待抢救结果。

A 和妻子相继到达医院后，焦急等待抢救结果，心理危机干预救援队员到场后表明身份，表达帮助意愿。A 对事件发生表示震惊、伤心难过、不敢相信女儿遭遇不测、不断自责自己不应该把孩子独自留在校门口，希望医生全力救治，愿意付出一切代价为女儿治疗。心理干预队员表示事发突然，没有人能预料事件的发生，询问此前是否有提前送孩子到校的情况，A 和妻子表示有过此类经历，女儿会在校门口等待，门口有保安执勤，没有发生意外。对于救治条件，虽然救治医院是区级医院，但是政府已经调动了省级和市级多位外科专家参与救治，确保伤员能够得到最好的治疗条件。家属表示接受，但对嫌疑人表达愤怒和不理解，希望得到一个确切的说法，为什么嫌疑人要对自己女儿下毒手，自认为没有做过什么坏事，如果自己不调动工作女儿就不会到这个地方，就不会发生不好的事情，其间不断哭泣自责，队员对其情绪进行安抚，传达公安部门已经抓获嫌疑人，正在加紧审理，事件的发生是嫌疑人导致的，不是 A 和家人的错。

（2）第二阶段：抢救无效，宣布坏消息。

当天 17 时，伤员因伤情严重，经省、市专家联合会诊抢救无效死亡，指挥部召集工作组（医疗、家属接待组、心理危机干预等）组长，宣布人员伤亡，各工作组做好信息公布、死者善后及家属安抚工作。家属接待组组长与医疗组和心理危机干预组充分沟通，在各项保障措施准备就绪的情况下，通知死者的父母及其他家人一起告知伤者死亡的消息，医疗组做好家属急救准备，心理干预人员给予家属情感支持。A和妻子听到消息后崩溃大哭，不相信女儿去世的事实，希望医生可以再救救女儿，两人身体瘫软，医疗组迅速安排空闲病房和床位，使其平卧休息，测量生命体征，必要时予以吸氧和输液。心理危机干预队员一对一陪伴A和其妻子，其他家庭成员一并陪伴夫妻二人，A先生非常懊悔自己提早送女儿上学，认为自己的行为导致女儿受到伤害（其间不断用手捶打自己的头部），自诉"夫妻俩为了能给女儿更好的生活，调换工作到现在的城市，没想到女儿却没了，生活还有什么意义……"妻子哭诉"自己当时难产，好不容易才在30岁生了女儿，没想到女儿竟然这样离开，要跟凶手拼命……"心理干预队员鼓励其情绪发泄，并对其自伤行为予以干预和保护，予以充分的共情和支持，表示愿意在旁边陪伴倾听，如有任何不适可以提出，工作组尽最大可能给予帮助，指导其通过调整呼气逐渐平复情绪，鼓励其表达需求。夫妻俩希望能够见见女儿，工作组与医疗组进行沟通，对遇难者遗体遗容进行简单整理和清洁后，安排家属见面，心理危机干预队员在旁陪伴，随时提供支持。

A和妻子见到女儿后，情绪再度失控，伤心痛哭扑倒在女儿床前许久不忍离去，不断自责自己害了女儿，没有保护好她，自己不是一个好爸爸，希望替女儿去死，妻子也几度昏厥，工作人员将夫妻俩劝离房间，因情绪和精力过度消耗，医疗组和危机干预组协商，经其他家属同意，为夫妻俩进行输液补充体力，对A同时予以镇静类药物辅助睡眠，嘱家属做好监护，防止出现自伤自杀等过激行为，与医疗组交接注意事项，危机干预队员晚上暂时待命，无特殊情况第二天再次介入。

（3）第三阶段：陪伴支持和哀伤辅导。

第二天和后续一段时间，根据家属身体恢复情况和成员要求，工作组将夫妻安排到酒店休养，部分家属回家休息。心理危机干预队员继续对家属进行支持,经对方同意后,对其进行访谈和评估。其间,夫妻回忆起女儿当天上学前的情景,悔恨匆忙间没有抱抱孩子,对没有等女儿入校园后离开仍耿耿于怀,后悔自责的情绪较重,时而哭泣流泪。队员表示事发突然,没有人能做到未卜先知,如果能意料到危险发生,相信他们一定愿意为女儿付出一切保护她。夫妻俩表示,一定要为女儿讨个公道,要看到凶手付出代价,队员把公安部门正在加紧审理案件的信息传达给家属,表示政府也高度重视,加快案件审理进度,会给受害人一个交代;政府会为家属提供尽可能的帮助。后期,队员陪同家属回忆与女儿生前一起生活的情景,表示女儿很懂事,希望父母能天天开心……队员引导夫妻与女儿进行告别,想象女儿未完成的心愿和对父母未来生活的期盼。夫妻逐渐接受女儿去世的事实,慢慢不抗拒饮食,睡眠也逐渐改善,希望补充体力振作一点,为女儿操办后事,准备女儿喜欢的衣服和玩具,不愿意让女儿带着遗憾离开。队员不断鼓励夫妻慢慢应对生活事务和后续工作计划,带着对女儿的思念继续生活,去实现女儿未完成的愿望。

随着工作组善后工作的开展,危机干预队员逐步结束相关工作,与家属进行告别,并在家属接受的情况下,约定随访事项,提供相关心理咨询和求助的联系方式。

三、危机干预效果

1. 政府统一指挥,部门间协作配合,在最短的时间内集结队伍开展救援,为受害者、家属及相关人员的救援提供有力的保障,现场救援稳步有序开展。

2. 通过不同人群的分类干预,有针对性地缓解受害者、死伤者家属、学校师生员工及救援相关工作人员的应激情绪,避免继发的极端事件或不良后果,使救援、善后等工作顺利开展。

3. 规范新闻媒体报道,对于事件引发的社会舆情以及社交媒体和网络上流传的文字图片和视频等相关报道给予专业建议,避免对受害当事人、家属以及卷入者的多次伤害,获得政府的认可;在师生员工干预过程中,收集到干预对象对校园及周边安全隐患的担忧、希望政府采取措施保障安全的信息,及时反馈至指挥部,并得到肯定答复。

四、本次案例反思

1. 校园安全事件是全社会关注的重点　此次暴力伤害事件造成 2 人死亡,5 人受伤,且未成年人为目标伤害对象,加之事发当时为早高峰,目击者较多、现场惨烈画面和视频迅速在网络传播,造成较大舆论影响,社会各界在对嫌疑人残暴行为进行谴责的同时,对校园及周边环境安全的保障表示担忧,希望政府和学校出台切实措施减少或避免类似事件发生。此次事件发生后,教育部门和公安部门联合采取行动,学校不再规定入校时间,只要学生到校随时可以进入校园,增设安保人员维持秩序;上学和放学期间公安部门在全市中小学校设置警力执勤并加强巡逻,与学校共同维护校园周边安全。此举在一定程度上缓解了学生及家长的担忧,改变了校园安全秩序只能由学校负责的现状,公安部门的强有力介入对社会暴力伤害和违法犯罪活动产生了强有力的震慑作用。

2. 政府统一指挥调度是救援有序开展的重要保证　事件发生后,区政府迅速组织和调集医疗专家和心理援助力量,并向市政府汇报情况请求各方支援,在政府统一指挥和行动下,省市医疗专家以及市区心理救援队迅速集结,赶赴救治医院开展救援。救援期间各支队伍接受统一指挥、畅通工作机制,密切配合,使救援工作得以有序开展。心理救援队伍统一思想、制订科学、可行的心理危机干预方案，明确心理危机干预工作方向，配合其他部门共同完成指挥部救治任务，救援和善后处置工作得到受害者及家属和相关人员的理解和认可。

3. 组建队伍实施救援体现专业性和特殊性　组建心理救援队伍要尽可能涵盖精神科医师、心理治疗师、心理咨询师等成员，随时应对各种精神、心理问题，遵从技术规范和伦理要求，保证心理危机干预实施的专业性；同时考虑到校园安全事件的特殊性，救援对象以青少年或未成年人为主，组建队伍时需优先选择青少年精神心理专家或者有从事青少年群体心理干预和救援经验的队员，并且本事件中有人员伤亡，队员出发前须接受稳定化技术、哀伤辅导等专业培训。在实施干预过程中及时调整队员配置和分工，根据救助对象心理应激反应的程度和需求，采用分类、分级干预及短期援助：以陪伴倾听和支持为主，伤亡人员家属要给予哀伤辅导，在未成年人的干预中加入游戏、互动等元素。

4. 配合教育部门做好突发事件应急和心理健康宣教工作　此次事件后，教育部门和各中小学校相继完善突发事件应急预案并逐步开展应急演练，心理救援队伍从专业角度为教育部门提供意见和建议，并协助拍摄各类心理防护和健康教育讲座视频，在全市中小学校广泛播放宣传。

（杨　宁　西英俊）

案例二　恶性伤医事件的心理危机干预

伤医事件是医患纠纷中的极端现象，不但会导致医务人员身体受到伤害，危及生命，而且一旦发生很容易成为新闻热点，带来巨大的社会影响。伤医事件破坏医患之间的相互信任，进一步影响医患之间的沟通和合作，使医务人员在工作中产生不安和恐惧心理，也影响医务人员的职业热情和职业忠诚度。同时,伤医事件往往给伤者及其家庭、身边的同事带来严重心理创伤。伤医事件发生后要提供及时有效的心理危机干预,对受害者及相关人员进行全面心理评估,了解其心理状况和需求,提供合适的心理干预,避免心理问题恶化,并持续关注受害者心理复原过程,提供必要的随访和心理社会支持。

一、案例背景

(一)突发事件基本情况

某医院的一位内科主任正在专心工作,一名几年前他曾经成功治愈的患者突然闯入,手持砍刀对他发起突然袭击,伤者毫无防备,极短的时间里头面颈部多处被严重砍伤,造成大量失血,当即昏倒在血泊之中。办公室还有主任的 3 名研究生目击了整个伤害过程。她们被吓得目瞪口呆,还没有来得及制止,行凶者已经逃离现场。外伤非常严重,导致伤者失血性休克,被迅速运送到手术室抢救。转运途中很多医院的工作人员看到了伤者的惨状。事件发生后,市委、市卫计委领导高度重视,紧急在全国范围内邀请相关学科外伤救治专家全力救治受伤的医生。经过 2 天 3 夜的抢救,患者脱离生命危险。事件发生后当地一所三甲精神专科医院紧急接受任务,对伤医事件事发医院全体工作人员开展心理危机干预工作。

(二)干预对象基本情况

事发当时正值国内近期陆续发生过几起伤医事件,医务人员普遍对伤医事件深恶痛绝。伤医事件发生后,受伤的细节在院内迅速流传,对于发生在身边的恶性伤医事件,本院的职工群情激愤,在院内聚集举着标语表达抗议之情。整个医院笼罩在悲愤的气氛之中,医务人员的安全心理受到巨大打击。一些人非常激动,甚至要组织更大的抗议活动。3 名目击整个袭击过程的学生遭受的心理打击巨大。受伤的医生有年迈的父母、妻子和未成年的女儿,尚未告知其父母和孩子详情。

二、心理危机干预过程

（一）干预目的

1. 评估伤医事件对事发医院工作人员心态及心理的影响范围及程度,制订总体应急处置方案。

2. 为受伤医事件影响的医院工作人员提供心理支持,稳定他们的情绪,使其尽快恢复心理社会功能,预防和控制伤医事件对社会造成进一步的负性影响。

3. 最大限度地降低该事件对伤者、家属、伤者同事造成的心理伤害,防止大面积恐慌和焦虑情绪的蔓延,帮助受到心理创伤的人群摆脱心理危机。

（二）主要措施

1. 成立工作小组和专家团队　成立专项工作组,由接受任务的精神专科医院分管院长负责此项工作的指挥,调集院内相关资源,按时向委领导汇报工作进展情况。专家队伍按照人员分类针对性制订具体技术方案,按照计划实施干预工作。专家组长负责做好队伍的管理工作。对外联系人负责与市卫计委、事发医院、行政领导、专家组、记录员、后勤保障人员的沟通联系工作。记录员负责收集行政领导、专家队伍、对外联系人等相关信息,做好文字资料的整理工作。后勤保障负责协调人员、物资、药品等。

2. 制订危机干预工作方案　针对不同分类人员制订针对性的心理危机干预计划。制订计划要充分考虑到干预对象的生理、心理特点。特别是为伤者年迈父母和未成年的女儿制订干预计划时要全面考虑各种不利因素。医院的医疗工作一刻不能放松,尽快调整医务人员的心态非常重要,所以需要同时针对性地开展全员心理危机干预工作。针对不同干预对象特点,把心理干预工作分配到具体的危机干预人员。

3. 与事发医院达成共识 第一时间与事发医院领导及相关职能部门开展晤谈会,了解此次恶性伤医事件对医院的影响及院领导关切的问题。医院领导急切期待员工迅速摆脱伤医事件的心理阴影,能够客观面对事件,尽快恢复正常的医疗服务,避免引起不良的社会影响。双方就开展心理危机干预工作的细节进行沟通讨论。双方领导对尽快开展系统有序的心理危机干预达成共识。涉事医院为心理干预提供全方位支持,指定专门的对接部门和联络人。

（三）具体内容

1. 确定危机干预等级 伤医事件发生后,根据事件暴露的严重程度,将医院全体员工分为三个危机干预等级:第一级为直接卷入伤医事件的人员,即受伤、亲人伤亡的人员,包括伤者、家属（父母、妻女）及现场目击者（3 名女学生）;第二级为与第一级人员有密切关系的人员,包括参与紧急抢救的医务人员、伤者所在科室全体医务人员和其他伤者在医院里关系密切的人员;第三级为院内其他工作人员。

2. 伤医事件心理影响筛查评估 心理危机干预人员对医院的工作人员进行团体心理健康知识讲座、小组晤谈、个别访谈和心理反应筛查,了解到医院员工普遍存在愤怒和恐慌心理。伤者本人、家属、医院的员工以及全市医务工作者不同程度地感受到伤害,失去对医患关系的信任感、对工作环境的安全感,产生比较严重的负面情绪。大部分医务人员没有出现明显的创伤后应激障碍（PTSD）症状,少数一二级干预对象在伤医事件发生后的几天内出现闪回（反复、不自主地浮现出血腥的画面）,经过心理干预和安置休息后基本恢复正常。

3. 针对医院医务人员的心理危机干预 从情感上医务人员共同体对于一位知名专家的遭遇同情、难过、感同身受,可能将这些不安、愤怒非理性地宣泄出来，也可能对其工作积极性产生负面影响。通过对他们的不良情绪给予安抚和情感支持来缓解心理压力，努力为之营造一个包容、关怀和理解的氛围，可使其产生被理解感和被支持感；创造合理的宣泄途径，疏导不良情绪；发放有关心理减压的宣传材料，介绍危机干预的相关知识，使其尽快从事故后的情感重压中解脱出来。有效利用现有的危机干预机构和网络，积极开展心理援助，及时公布心理援助热线。

心理专家对全院医务人员开展了一场名为"心灵驿站"的心理培训讲座。活动从中午 12:30 开始，持续 1 个小时。专家以"穿越心理的旅程"为题，简单介绍了创伤后可能出现的身体、心理、思维行动的正常反应，由此引出创伤反应的应对技巧，并结合危机干预专家多年的实战经验跟大家分享了在处理创伤过程中可做和不可做的事情。

一些医务人员亲历了事件发生时的恐怖场景或是事件发生后看到了现场的血腥画面，出现了较强烈的心理反应。对 3 名受伤医事件影响较大的行政人员进行了一对一的心理咨询与治疗，调整其对事件的负性消极认知，帮助他们疏导恐慌情绪，顺利度过困难期。

4. 针对伤者家属的危机干预 伤者的父母年逾 80，知识分子，父亲耳背，躯体状况尚可，母亲心脏功能欠佳。既往有强烈精神创伤史。伤者的姐姐曾在二十多岁时交通意外去世，老人家对伤者依赖程度较强。目前，其母亲因心脏问题住院治疗。其母亲了解到的信息是儿子腿部受伤骨折在接受治疗。考虑伤者父母年龄较大、躯体状况欠佳，既往有过心理创伤史，如果突然获悉儿子受伤事件详情可能对老人家造成强烈的心理应激，身心难以承受。采取的心理危机干预主要以陪伴支持为主，在伤者病情稳定前没有告知实情，伤者脱离危险后告知为轻伤,目前正在治疗中。随时观察评估饮食起居、内科躯体状况、睡眠状况、情绪行为变化,发现问题及时沟通,根据个人诉求,提供必要的心理援助,由专人随时跟进。如有突发情况出现,随时调整方案。

心理干预人员与伤者妻子进行了交流。伤者家属表达了对于患者身体情况的担心,同时提出伤者平素对患者医治非常尽心,担心伤者苏醒后难以接受被患者无故砍伤的事实。心理干预人员说明了此类情况的心理恢复过程,增强家属对于伤者恢复心态的信心。伤者女儿的心理危机干预工作由熟悉儿童心理创伤的儿童科心理治疗师和医师负责。

【危机干预典型个案】

1. 基本情况　伤者 W,男,内科主任,工作 30 余年。已婚,父母健在。患者平素温和有礼,性格坚毅,治学严谨,事业心强,为市内知名专家。家庭成员关系亲密。

2. 事件经过　下午 3 时事件发生时,伤者正在科室内的小型会议室内准备学术报告的 PPT,3 名研究生在帮助他查找资料,1 名几年前住院治疗的患者闯入持刀砍杀,患者猝不及防,完全不清楚发生了什么,极度恐惧慌乱中只有用手臂慌乱护住头颈部,很快跌倒失去意识。术后数日苏醒,伤口疼痛剧烈,失眠,闪回,当时恐怖的画面反复在脑海中浮现,伴有严重焦虑不安。行凶者几年前曾住院治疗,当时治疗效果很好,医患关系和谐。出院后一直没有联系,直到这次伤医事件发生。伤者完全不能理解为什么会受到袭击,为此感到气愤和委屈。

3. 心理干预过程

(1)第一阶段:住院治疗期间的心理稳定。

伤者苏醒后选派心理干预人员每日进行常规访视,患者意识清晰,对答切题,能够清晰表达自己的心理感受。针对患者的急性应激症状、严重的失眠和负性的心理感受,经过专家组反复讨论，采取了支持性的心理干预技术、稳定化技术并配合药物治疗，应激症状和失眠问题很快缓解。伤者非常愿意与心理干预人员交流，每日交流的时间不断增多。通过心理危机干预，伤者逐步调整了心态，接受了现实，积极面对未来。自感遭受伤害是不幸的，但是能接受这种生活中的无常和偶然事件，所幸能幸免于难，今后还有很多事情要做。并且和心理干预人员开玩笑，虽然身体留疤不可避免，但是要尽力做到心理不留疤。

（2）第二阶段：出院后心理关怀。

伤愈后组织提供充分的关怀，伤者很快部分恢复工作。心理危机干预人员定期拜访伤者，了解伤者情绪状况、睡眠情况，及时给予心理帮助和药物治疗。3 个月后伤者完全摆脱创伤事件影响。后续每个月通过电话了解伤者情况，心理状态一直保持良好。

三、危机干预效果

1. 有力支持了伤医事件整体善后工作，保障了伤者、家属和医院工作人员的身心健康。

2. 缓解相关医护人员的心理压力，保障医院正常诊疗工作顺利开展。

3. 对于伤医事件发生后的社会舆情、民众情绪给予了专业建议和支持。

四、本次案例反思

1. 伤医事件的特殊心理影响　伤医事件是一类社会影响很大的危机事件。特别是对医务人员群体会造成很严重的反应，通常会使其失去对医患关系的信任感、对工作环境的安全感，产生比较严重的负面情绪。一些亲历者内心承受着巨大的悲伤和恐惧，可能会不同程度地出现烦躁、抑郁、焦虑、紧张和负疚等急性应激障碍（ASD）或创伤后应激障碍（PTSD）的症状。

2. 伤医事件后应该针对全员立即采取干预措施　伤医事件，特别是恶性伤医事件对事发医院的医务人员会产生严重的心理影响，医院的医疗工作事关生命，任何医务人员的群体心理问题都可能给患者的医疗安全和质量带来负面影响。应该对全员立即开展相应的心理工作和思想工作。平时也要做好正面思想引导。

3. 注重针对性的心理救援方案制订　伤医事件的受害者及其家属，事件目击者，科室内的同事，院内其他医务人员在伤医事件中的创伤暴露和感受是不同的。应该紧密围绕干预对象特点制订针对性强的干预措施。要在事件发生第一时间介入事件善后的总体工作。

（徐广明）

第五节　学校危机干预

案例一　校园欺凌事件心理危机干预

近年来，校园欺凌事件频繁发生，已经成为影响学生心理健康和社会和谐的重大隐患。这类事件由于其隐蔽性和长期性，不仅对受害者造成身体伤害，更在其心理上留下深刻的创伤，严重情况下甚至可能触发自杀危机。本节内容将通过分析一个校园欺凌引发的自杀危机干预案例，探讨在干预过程中如何构建安全环境、进行心理疏导、实现家校合作以及对施暴者的教育和转化等关键点，旨在为学校和社会各界提供有价值的参考和启示。

一、案例背景

（一）突发事件基本情况

某周日上午9时许，小磊父亲照例去叫他起床吃早餐，进入房间后发现小磊躺在床上昏迷不醒，立即将其送往附近医院。经抢救小磊已无生命危险。据医生诊断，当事人因过量服用抗抑郁药物而导致昏迷。

在小磊卧室床边的桌子上发现3盒已经空置的西酞普兰片和3封书信。

（二）当事人基本情况

小磊，初中一年级。性格比较内向，害羞，不知道怎么交朋友，总觉得大家都不怀好意。学校里遇见的问题无法和家人说，不认为家庭是自己避风的港湾，并没有感受到家庭的温暖。在经历校园欺凌事件之后，产生了较严重的抑郁和焦虑情绪，回避社交，出现厌学情绪。长期处于校园霸凌受害者的角色，自信心较低；有人际交往的障碍，害怕被别人欺负，选择不主动与他人交往的自我保护方式；在遭受校园霸凌事件之后，内心存在一定创伤等待修复。

在进一步了解小磊的情况后，发现他不仅在学校遭受了持续的欺凌，还经历了家庭环境的复杂变化。小磊的父母因工作繁忙，常常无暇顾及他的情感需求，母亲较少与其有言语上的沟通交流，父亲教育方式大多采用粗暴斥责，导致小磊在家中也得不到足够的情感支持。这种双重压力使得小磊的心理状态更加脆弱，进一步加剧了他的抑郁和焦虑情绪。

二、危机干预过程

（一）干预目的

给当事人提供稳定、安全、释放情绪的空间，让他能够在这样的氛围中感到被理解和被支持，认识到自己的反应是正常的。

将当事人的能力和心理平衡程度恢复到危机前的水平，帮助他重新寻找解决面临问题的技巧，激发他自身解决问题的能力和热情，并恢复应对日常生活挑战的能力和希望。

（二）主要措施

第一，建立安全环境。确保小磊返校后能够迅速脱离欺凌环境，并获得必要的保护。这包括提供安全的避难所，如心理辅导室或教师办公室，确保小磊能够在遇到威胁时及时得到帮助。同时，加强校园监控和巡逻，及时发现并制止欺凌行为，也是营造安全环境的重要措施。

第二，倾听与理解小磊的心声。心理咨询师、教师或家长应耐心倾听小磊的诉说，理解他的感受和需求，给予他充分的情感支持。通过倾听，我们可以更好地了解小磊的心理状况，帮助他释放压力，缓解情绪困扰。

第三，认知重构。通过认知行为治疗等技术手段，帮助小磊重新审视自己的思维模式和行为习惯。引导他们认识到欺凌行为并不是自己的错，学会从积极的角度看待自己和周围的世界。此外，提供心理教育和技能培训，帮助受害者增强自信心和应对能力，也是认知重构的重要方面。

第四，欺凌者的教育。学校应加强对欺凌者的教育和管理，通过谈话、引导、处罚等手段，让他们认识到自己的错误，并承担相应的责任。同时，开展反欺凌宣传和教育活动，提高全体师生的反欺凌意识，也是预防校园霸凌的有效措施。

第五，建立同伴支持系统。鉴于小磊在学校中的人际交往障碍，我们协助他建立了一个积极的同伴支持系统。通过组织小组活动、班级会议等方式，鼓励同学们理解并尊重彼此的差异，增强班级凝聚力，为小磊营造一个友好、包容的学习环境。

第六，增强家庭支持。在干预过程中，特别强调了家庭支持的重要性。与小磊的父母进行了深入的沟通，帮助他们理解小磊所经历的心理困扰和面临的困境，并引导他们如何在家庭中为小磊提供更多的情感支持和安全感。

第七，建立有效的家校合作机制。家长应积极参与孩子的成长过程，关注孩子的心理状况，与学校保持密切联系，共同应对校园霸凌问题。学校也应及时向家长通报相关情况，共同商讨解决方案，确保小磊得到及时有效的帮助。

（三）具体内容

1. 第一阶段，启动校园心理危机干预机制与初步评估。

学校成立了专门的工作小组，由校长领导，成员包括班主任、相关教师以及心理专家，共同组成危机干预团队。小组首先与小磊及其父母进行了深入沟通，初步掌握了小磊的情况，并在确认其病情稳定后，心理干预专家与小磊进行了初步的交谈。在早期的会谈中，小磊对讨论服药原因表现出抵触情绪，不愿意敞开心扉。心理专家在给予情感支持和倾听的同时，评估了当前的危机风险程度。同时，专家还安抚了父母的情绪，并向他们传授了简单的沟通技巧，帮助他们缓解焦虑，避免过度自责，为小磊营造了一个宽松且充满支持的恢复环境。

与此同时，工作小组也在校园内深入了解了欺凌的具体情况，并与欺凌者进行了个别谈话，对欺凌者进行了干预。干预的主要内容包括：探究欺凌者的动机和原因，明确传达学校对欺凌行为的坚决反对态度，并坚决制止任何正在发生的欺凌行为，如取绰号、嘲笑外貌或衣着等。此外，工作小组还引导欺凌者改正其不合理的行为和认知。

2. 第二阶段，小磊返校后心理疏导。

小磊返校后，邀请了一位专职心理咨询师对其进行心理疏导。咨询师主要运用了紧急事件晤谈（CISD），该方法分为六个阶段：导入、事实、感受、症状、辅导和恢复。

（1）导入阶段　咨询师向小磊介绍了会谈的目的和规则，并强调了会谈的基本要求：真诚、信任、尊重、分享和保密，尤其是保密原则的重要性。这有助于小磊对会谈有一个初步的理解，并建立起双方的信任。同时，咨询师也向小磊介绍了自己的背景。

（2）事实阶段　咨询师邀请小磊叙述事件发生时的具体情况，包括他所见、所闻、所处的位置和所采取的行动。尽管事件的起因尚不明确，但这一过程有助于小磊逐渐摆脱对"为什么"的反复思考。

（3）感受阶段　咨询师询问小磊对于事件的看法和感受，并探究他是否有过类似的经历。咨询师以无条件的倾听、理解和回应，以及友好、富有同情心和助人的态度，支持小磊，帮助他逐步释放被压抑的情绪。

（4）症状阶段　咨询师请小磊描述自己在事件后的应激反应症状，询问他是否有不寻常的体验，以及事件对他的生活和学习造成了哪些影响。小磊提到了恐惧、焦虑、注意力不集中以及对学习和生活的无兴趣等症状。咨询师识别并解释了这些症状，并给予了确认。

（5）辅导阶段　咨询师帮助小磊理解，在多种外部事件压力下，他当前的躯体和行为反应是正常的。通过 ABC 理性情绪疗法，咨询师引导小磊认识到自己的负面情绪和行为背后的不合理信念和想法。此外，咨询师还运用了多种心理干预方法，如净化倾诉、危机处理（心理支持）、愤怒处理技术、松弛训练和心理教育等，以帮助小磊降低焦虑，恢复理性思考，并增强掌控感和希望感。同时，咨询师还教授了小磊一些有效降低焦虑的策略，包括运动、保持专注、认知重构、树立目标感和放松训练等。

（6）恢复阶段　咨询师对之前的讨论进行了概括和总

结，并回答了小磊的疑问。咨询师重申了可以利用的支持资源和正向资源，以应对欺凌和学习中的问题，并讨论了接下来的行动计划，如寻求同伴和亲人的支持、多交流倾诉和学习放松策略等。最后，咨询师提供了减轻应激和自我识别症状的策略，并提供了进一步服务的信息。

整个会谈在小磊返校后的一周内完成，过程大约持续2~3小时。会谈结束后，对小磊在班级的表现和心理状态进行了随访。

3. 第三阶段，家校合作共同预防欺凌行为再发生。

咨询师主动与小磊的家长及学校教师沟通协作，共同拟定了一套干预计划，以确保后续措施能够有效执行。计划内容如下。

（1）专业咨询师向小磊的家长和教师详细介绍了小磊的状况，并着重指出了欺凌行为的严重性及其干预过程中的关键注意事项。例如，咨询师强调了避免让受欺凌的孩子过度自责，防止他们给自己贴上如"笨蛋""没头脑""软弱"等消极标签。同时，咨询师提醒家长要留意学生可能出现的异常行为，并与家长携手协助受欺凌的孩子。

（2）学校内也开展了反欺凌的宣传教育活动。这些活动包括提醒受欺凌的孩子避免进入欺凌高发区域，教授他们如何摆脱欺凌环境并寻求旁观者的支持与帮助，以及鼓励他们将欺凌事件告知可信赖的成人等应对策略。这些措施旨在提升受欺凌者的自我保护能力，并在校园内营造一个反对欺凌的积极氛围。

三、危机干预效果

通过实施一系列危机干预措施，小磊的状况显著好转。在学校，他获得了更多的支持与关爱；在家中，父母也向他倾注了更多的关怀与宽容。他逐步摆脱了被欺凌的阴霾，重新与同学们建立了联系，并且在面对问题时，更倾向于向教师和家长寻求帮助。他的自信心和乐观态度都有了显著提升。此外，他的学习成绩也有所进步。他自述在遇到困难时，能够通过寻求他人帮助，获取必要的资源，有效地应对欺凌行为，保护自己的权益。

四、本次案例反思

在处理小磊遭遇的心理危机和校园欺凌事件时，有两项关键因素不容忽视。

首先，本案例凸显了家校合作在应对学生心理危机时的核心作用。在危机初现时，迅速组建了工作组，并与家长建立了持续的沟通机制。通过这种方式，确保了各方对学生状况和干预措施的理解一致，例如共同认同"生命至上"的原则。这样做有助于防止家长将他们的担忧和焦虑以不当的方式传达给学生，并且工作组定期向家长反馈干预计划和进展，从而赢得了家长的信任与支持。

其次，鉴于案例中当事人的心理状态不仅受到个人认知的影响，还与校园内长期存在的欺凌行为有关，因此在干预过程中对欺凌者的管理与教育显得尤为重要。本次干预主要采用了针对性的个别教师指导和针对校园欺凌的集体教育策略，鼓励学生勇敢地对欺凌说"不"，同时提供了必要的资源和途径，让学生不仅有勇气拒绝欺凌，还具备了与之抗争的能力。

尽管本次危机干预取得了一定的积极成效，但仍有一些方面值得我们反思和改进。

首先，我们必须进一步强化校园欺凌的预防措施和宣传力度。学校应构建匿名举报系统，激励学生勇敢地揭露欺凌行为，这将有助于及早发现学生如小磊在出现轻生倾向前的异常迹象，并及时进行干预。同时，心理咨询服务亦需进一步完善，确保能为学生提供迅速和专业的心理支持与援助，以便在危机发生时，学生能立即寻求帮助。

其次，校园心理危机应对机制需进一步完善，心理专职人员的技能亦需进一步提升。这包括成立专门的应急小组、提供及时的援助和支持、加强家校之间的合作等，以确保受害者能够获得迅速而有效的帮助。此外，在本次危机干预过程中发现，校园专职心理教师在处理具体危机事件时，专业技能尚显不足，因此需要在专业心理专家的指导下进行工作。

最后，我们不应忽视对欺凌者的教育和转化工作。在实际工作中，教师对欺凌者的教育往往采用体罚和压制等手段，这种做法容易导致表面的服从，并可能产生消极的示范效应。针对不同的欺凌者，教师应采取个性化的教育方法，引导学生真正认识到自己的错误，并鼓励他们改正行为，以便重新融入校园生活。

（刘　宇）

案例二　小学生坠楼事件心理危机干预

校园学生自杀事件严重影响学生、教职工及家长群体的身心健康和校园安全。这类事件通常具有突发性、紧迫性，不仅对直接经历者造成高度情感冲击和心理创伤，还会在校园内迅速引发恐慌、猜疑和不安全感，为校园内的每个成员带来不同程度的心理应激。跳楼事件的特殊性在于其视觉可见性和冲击性，往往导致目击者和受影响的个体出现恐惧、焦虑、抑郁和创伤后应激障碍（PTSD）等问题。因此，及时、有效的心理危机干预显得尤为重要。

心理危机干预的关键在于迅速评估突发事件对个体和集体心理的影响，提供稳定化支持，帮助受影响的群体宣泄情绪、调整认知,并尽快恢复正常的心理社会功能。干预中需要重视事件的信息透明和正确引导,避免不实传言的扩散,减少不必要的恐慌和误解。同时,通过心理危机教育和心理韧性培养,提升校园全体成员对危机的应对能力,构建长效的心理危机预防和干预机制,为未来可能的危机做好准备。

一、案例背景

(一)突发事件基本情况

某日下午 5 点左右,某小学一名六年级学生从 6 楼教室阳台高坠。事故发生后,为尽快查明学生身份,学校安排三至六年级班主任前往现场辨认。两位男性体育教师保护现场,避免学生及其他人员靠近,直至警察和医护人员到来。经警察调查认定,该学生在教室无人后,反锁教室门,自行从教室阳台跳下,系自杀。事件发生后,各种传言在学生、教师及学生家长之间快速传播,并对学生、教师以及学生家长产生了不同程度的影响,学校联系教育主管部门,紧急联系相关心理危机干预机构,于次日上午展开了心理危机干预工作。

(二)干预对象基本情况

在该事件中受到影响的主要人群包括:参与辨认遗体的班主任,约 30 人;保护现场的教师,2 人;该学生所在班级的班主任、科任教师和同学,约 50 人;事发时在操场上课目击该事件的学生,约 30 人。

通过初步评估发现部分老师存在不同程度的应激反应,包括入睡困难、早醒、手抖、心慌、胸口疼痛等躯体反应;保护现场的教师及当事班主任存在闪回、愧疚自责、不知所措、疲惫、害怕、担心等情绪;班上同学存在不同程度的情绪低落、恐惧、闪回、失眠等应激反应,大部分学生表示不想回到原来的教室上课。

二、心理危机干预过程

(一) 干预目的

1. 评估突发事件对学校各方面产生的影响及程度,指导学校发布事件消息、舆情防范和处置。

2. 帮助在该事件中受影响的群体宣泄情绪、提供心理支持、进行认知调整,尽快恢复心理社会功能。

3. 进一步加强学校心理危机预警与干预体系建设,通过心理危机教育和宣传,加强学校师生对危机的了解与认识,提高抗挫能力,为应对未来可能的危机做好准备。

(二) 主要措施

1. 了解事件经过及官方调查结果 事件发生后,首先通过各方面信息详细了解事件全貌,获得官方调查结果,了解学校及主管部门的需求。

2. 人员组织与工作分工 成立工作小组,由学校领导、教育主管部门代表、心理危机干预专业人员、事发班级班主任等组成。学校领导和教育主管部门代表负责联络协调及对外信息发布,事发班级老师及班主任对班级学生进行初步观察和询问,报告潜在需要危机干预的当事人。心理危机干预专业人员由 2 名精神科医师和 4 名心理治疗师组成,通过团体心理测评、老师报告进行筛查访谈,并确定需要开展个体、团体心理危机干预和健康宣教的人员。

3. 评估事件影响并制订干预方案 初步评估:通过观察和初步访谈,了解受影响人群的情绪和心理状态。详细评估:对重点干预对象进行深入评估,包括参与辨认遗体的班主任、保护现场的教师、当事班主任、科任教师、同学及目击事件的学生。根据干预对象的心理状况采取个性化的干预方案:评估、个体危机干预、团体危机干预与心理援助相结合。

4. 组织实施干预过程　在现实层面为危机当事人提供必要的安全保障和环境调整。为创伤反应比较严重的个体提供个体干预，主要采用稳定化、宣泄情绪和调整认知的方法，并进行持续的心理跟踪，必要情况下转介精神科，进行药物干预。对受到中等程度创伤的群体进行团体干预，主要采用紧急事件晤谈（critical incident stress debriefing，CISD），帮助危机当事人理解和调整自己的情绪反应。对所有可能有心理创伤的学生和教师进行心理危机相关知识的健康教育，在当事人有需要的情况下提供心理援助。

（三）具体内容

根据事件进展及学校需求，在事件发生第二天和第三天分别进行了两次干预，并在一年后进行了随访。

1. 第一次干预过程

（1）第一阶段：危机干预信息互通。

危机干预队长带领危机干预小组与学校相关负责人沟通，了解已故学生的基本情况、事件经过、目前在学校师生中产生的影响。

（2）第二阶段：危机干预工作。

首先，危机干预小组建议校方迅速确定统一的对外信息发布渠道、发言口径及发言人，以减少学校师生的不确定感和不安全感。

然后，评估师生的心理危机层级。第一步，根据受危机事件影响的程度，将受影响人群分为3个层级：第一级为事件的直接目击者，包括前往现场辨认遗体的三至六年级班主任、目击事件发生过程的师生；第二级为已故学生的好友及有关联的同学；第三级为一般知情者。第二步，使用国际创伤问卷（International Trauma Questionnaire）快速筛查出存在明显闪回、回避、警觉性增高症状，且社会功能受到影响的危机当

133

事人,将量表总分大于 8 分的危机当事人纳入第一级。

根据前期评估和危机当事人的意愿,针对第一级的直接目击者,开展了 2 组教师团体心理危机干预和 3 组学生团体危机干预,另对 4 名教师和 1 名学生进行了个体干预。团体及个体干预的主要目的为评估师生目前情绪状态,引导师生表达内心的负面感受和情绪,找到可利用的支持资源,寻求及时的心理援助,帮助师生解决危机、恢复功能和平衡,同时识别出需要进一步干预的高危师生。对第二级出现轻到中度应激症状的危机当事人,开展了团体紧急事件晤谈。对没有明显应激反应的第三级人员,进行了心理急救相关知识的健康宣教。

(3) 第三阶段:干预结束后反馈。

团体干预的 11 名教师曾前往事故现场辨认遗体,均存在不同程度的应激反应,包括有闯入性画面、失眠、恐惧、疲惫无力、愧疚自责、过度担心自己孩子和学生的安全。其中 1 名教师刚经历母亲离世,创伤体验深刻,否认事故的发生,对学生和身边的人隐瞒这件事,有强烈的自责感;1 名教师有强烈的紧张、恐惧情绪和干呕、发抖等躯体反应。这 2 名教师需要进一步关注,向学校相关人员进行了反馈。团体辅导的 12 名学生中,有 3 名三年级学生、3 名五年级学生和 6 名六年级学生,曾在放学时目睹已故学生坠楼身亡的过程,有不同程度的情绪低落、恐惧、闪回、失眠等应激反应,但情绪尚平稳,家长给予适当的回应能安抚其害怕和担心,均在可调节范围内,给予了相应的处理和建议。

个体干预的 4 名教师中,1 名教师为已故学生班级的副班主任,全程负责事件的处理,不仅要应对已故学生家人的指责乃至谩骂,还要配合警方的调查,心理压力较大,有自责情绪,但其反映自己工作多年,有一定的承受能力和心理准备,情绪尚稳定,心理治疗师给予了支持和相关建议,同时也向校方负责人反馈该名教师需持续关注。其余3名教师为现场目击者,有失眠、闪回等应激反应,但情绪尚稳定,在正常波动范围内,已给予相应的处理和建议。个体干预的1名学生表示对这件事情感到害怕和担心,但情绪波动在正常范围内,给予陪伴和安抚。

2. 第二次干预过程 在事件发生后第3天进行了第二次干预,过程基本同第一次干预。

针对第一级人群:对已故学生的副班主任进行了个体辅导,她反映自己工作和心理压力大,疲惫,有消极言语,情绪不稳定,心理治疗师给予了支持和相关建议,同时也向校方负责人反馈该名教师需重点关注。目击学生的情绪波动在正常范围内,给予陪伴和安抚。

针对第二级人群:团体辅导的40名学生以及个体辅导的4名学生,大部分反映受到冲击,对已故学生的离去感到惋惜、失落和难过,少部分学生感到害怕、不敢一个人睡觉,但回家和家人反映了这件事后,得到了家人适当的回应和安抚,也在团体中表达了自己的伤心和对已故学生的告别,情绪反应均在正常范围内,给予相应处理和建议。

在危机干预过程中,团队成员向校方负责人和求助师生提供了医院心理门诊、心理热线和心理援助平台相关求助信息,建议其后续如果仍存在强烈的创伤后应激反应,可及时寻求专业帮助。

3. 一年后随访情况 对曾经干预的师生进行了随访,学校反馈如下。

(1)危机干预结束后,参与干预的教师和同学未再反映出现明显闯入性画面、失眠、噩梦、恐惧、过度担心等与事件相关的症状,均能正常参与到教学和学习中。

（2）坠楼学生的同班同学均正常升入该校初中部，在学习、生活上未有较大变化，但反映自己在生活态度、对生命的看法上有了新的认识，感觉到自己有了成长。

（3）参与危机干预的师生对一年前的事件进行回顾性打分，评估事件对自己的影响程度，均分为 2 分（计分方法为 0~10 分，分值越高影响越大），表明危机虽造成了一些情绪波动，但没有较大负面影响。

【团体心理危机干预案例】

1. **团体成员基本情况**　团体成员为该校六年级某班 10 位目击者，男女各半。他们在一楼集合时，看到楼上有一个人影坠下，并发出剧烈声响。事件发生后，老师引导学生绕道离开，但仍有部分学生看到了身亡学生流血躺在地上的样子。以下是对 10 位学生进行干预的过程。

2. **团体心理干预过程**　采用紧急事件晤谈（CISD），团体的进程不是完全按照以下 6 个阶段进行，实际干预过程中，第 2 到第 5 个阶段循环往复。为了呈现的需要，按照 CISD 结构式团体 6 阶段的先后顺序记录。

（1）介绍期：向参加团体干预的成员介绍自己及描述对事件的了解，告知学生此次干预的目的和工作方式。强调团体内的严格保密性，学生可以根据自己想表达的开放程度谈谈自己的想法和感受，如果谈话过程中产生了难以忍受的不适和痛苦需要告知团体领导者，可以暂时退出团体，进行一对一处理。

（2）事实期：请每位同学介绍自己及同已故同学的关联，在整个过程中对该事件听到了什么、看到了什么、闻到了什么、想到了什么以及自己做了什么。

（3）感受期：根据前面描述的事实，让学生们表达自己产生了怎样的感受。有的同学感到自己脾气变得暴躁、有的同学充满了恐惧和担心，担心同样的事情再次发生；有的同学感觉脑子什么都记不住了，只记得整个事件发生的经过；还有的同学出现了被害症状的恐惧，担心有人拿刀杀害自己……

（4）症状期：请学生们描述在事件发生后，学习、生活有没有什么影响和改变，有没有出现不寻常体验。在这个阶段，有的学生表示出现了一些躯体化症状：眩晕感、呕吐；还有一些学生出现了强迫行为：写完字想擦掉，重新写；部分学生出现了噩梦、入睡困难以及注意力不集中的情况。

（5）辅导期：在这个阶段，团体领导者给学生们介绍了正常的反应和应激反应模式，强调了学生们大部分症状是对该危机事件的正常反应，并讨论了应对方式。

团体带领者对学生们产生的症状进行了科普宣教："一般情况下，突发事件后一个月内出现对事件的应激反应及被动的回忆，情绪变得烦躁或者抑郁，出现睡眠困难和注意力问题等，属于事件后的一般应激反应，这些反应是正常的。但如果说一个月后这些反应没有减弱，反而进一步加重影响你的学习和生活，那么就要求助专业人员的帮助，比如学校的心理老师或者去医院找心理医生。在接下来的一段时间，对于这些心理反应，转移注意力，培养兴趣爱好，开心过好自己一天的生活，和家人沟通自己的感觉，或者求助心理老师，都是我们可以选择的积极应对方式。"

（6）恢复总结期：这个阶段主要总结整个团体晤谈的过程，收集学生的反馈，评估学生经过晤谈后的心理状态，并及时转介有严重创伤反应的成员。

团体带领者对整个紧急事件晤谈团体进行了最后总结："我们这次团体辅导带领同学们讨论了事件发生的真实情况，以及发生时和发生后我们的想法、反应和症状，让大家能在这个可控的环境下有机会表达和处理这些感受和症状，我们刚刚也一起讨论了一些科学、有用的减压方法。遭遇这样的危机事件，我们产生的反应大部分是正常的，但是，有些困扰不是一次就能完全解决的，我们身边的家人、朋友都是我们求助的对象，我们小组同学之间的互相支持也是非常重要的。如果大家以后有需要，还可以来找心理老师。"

三、危机干预效果

1. 学校和教育主管部门在危机事件发生后 24 小时内迅速采取有效措施，聘请当地精神卫生中心危机干预团队入校提供危机干预，控制了事件进一步的不良影响和舆论发酵。

2. 有效地缓解了卷入该事件的师生的心理压力和危机状态，帮助危机当事人尽快恢复到稳定的状态。

3. 对学校的危机干预管理工作提出了建设性意见，建立预防为主的校园危机干预管理体系，最大程度预防危机事件的发生。

四、本次案例反思

1. 提升学校危机事件应对和处置能力 校园自杀事件预防和心理干预是一项十分艰巨、十分审慎的工作，在此次危机事件发生后，学校安排班主任现场辨认遗体造成了一定程度的次生心理伤害，班主任出现了不同的应激状态。学校发布官方信息滞后，各种传言造成学生及家长的猜疑和恐慌。专业心理危机干预团队进入学校开展心理干预，需要学校配合调动资源，实现干预效能的最大化。校方要与师生、家长、危机干预团队、教育主管部门等人员做好信息沟通，控制舆情，尽量减少事件对公众的影响。这些都要求学校行政管理人员学习危机应对相关知识，提升危机处置能力。

2. 完善学校心理危机预防、预警与干预机制　校园危机事件首要在预防，学校须配齐专职心理健康教育教师，建设心理辅导室，开足德育、体育、美育、劳育及心理健康教育课程，营造积极健康的校园氛围。其次，完善心理危机监测预警机制，应每年开展学生心理健康筛查，建立学生心理档案，对预警学生要分级分类提供辅导和早期识别干预，建立完善学校突发事件心理危机干预应急预案，加强学生、家长和教师的心理健康教育。最后，市区教育主管部门要协助学校，培养本系统心理危机干预人员队伍，提升心理健康教育教师危机处置能力，与当地精神卫生医疗机构建立医教结合、危机干预联动机制，在学校无法应对时及时联系精神卫生机构危机干预队伍协同处置，往往可以起到良好的干预效果。

3. 精神卫生医疗机构要完善危机干预队伍建设及调配机制　精神卫生医疗机构在接到本次任务后，立即派出了6人组成的危机干预团队，对机构人员调配提出了考验。作为承接危机干预任务的精神卫生医疗机构或社会机构，要建立完善突发事件心理危机干预预案，建立与相关部门的联络对接机制，明确危机干预启动程序、人员架构（危机干预队伍队长、督导、联络员、常备队员及备班队员等），制订相应职责、制度及流程，定期演练和复盘，提升队伍能力。

（周　洋）

附　录

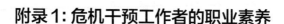

附录1：危机干预工作者的职业素养

一、道德素养

1. 尊重与理解　尊重干预对象的人格，理解干预对象的感受，保护干预对象的个人隐私。

2. 爱岗敬业　热爱危机干预工作，正确和充分理解危机干预工作的价值和意义，能够从工作中获得成就感。

3. 良好的心态　对危机干预的对象、使用的技术、干预结局等保持一个开放的心态，不故步自封。

4. 奉献精神　不以危机干预活动图利，不计个人得失；全身心地投入工作，尽最大可能帮助干预对象走出心理危机，促进其社会心理成长。

5. 良好的合作精神　尊重和团结队友，理解合作的价值和意义，通过合作实现团队工作目标，从团体中获得情感和技术支持；不搞个人英雄主义。

6. 专业精神　将自己的活动限制在自己的专业范围之内，始终与干预对象保持专业关系，正确对待不同的意见。

二、心理素质

1. 镇定的心态　面对各种非预期的事件或危险的情境，要保持镇静，冲动的言行将使危机干预工作失败甚至造成严重的后果。

2. 稳定的情绪　在危机干预过程中心理危机干预者难免出现情绪波动,要学会控制自己的情绪,在工作时保持良好的、稳定的情绪。

3. 快速的反应　危机干预者要具有敏锐的洞察力,能在很短的时间内发现潜在的问题,提出解决问题的有效方法。

4. 创造性与灵活性　能够创造性地提出解决问题的方法,能够根据对象、情境的不同和快速的变化,灵活地做好危机干预工作。

5. 客观和现实的态度　客观地面对和分析所处的情境,正确认识和接受现实。

6. 自信、乐观、积极　不仅是自己工作的动力,而且是帮助干预对象走出心理危机的必备条件。

7. 坚忍不拔　不因一时的困难和挫折而丧失信心、半途而废。

8. 精力充沛　以良好的身体素质、充足的休息保持充沛的精力。

三、专业素质

1. 广阔的知识面　危机干预工作体现了多学科的专业背景,危机干预工作者必须具备一定的心理学、医学特别是精神病学、社会学、人类学等学科基础。

2. 丰富的阅历　一定的生活经历和经验是对一个危机干预工作者的基本要求,经验既可以从实践中获得,也可以从别人那里学到。

3. 共情能力　设身处地地为干预对象着想的态度和充分理解干预对象的需要、思维和情感,并能据此做出相应的反应。

4. 沟通能力　积极聆听并作出适当的反应,获得干预对象信任，准确地表达自己的思想，引领干预对象的认知和情感活动向期望的方向发展等。

5. 解决问题能力　也包括发现问题、分析问题的能力，能够透过现象看到本质，及时、敏锐地发现工作中存在的各种问题，对存在的问题进行系统的分析，引导干预对象发展现实、可行、有效、低成本 - 效益的问题解决方式。

6. 诊断处置能力　包括对危机干预对象、危机情境的快速评估和诊断，在需要的时候能够及时将干预对象转诊到合适的机构和专家，接受进一步的处理。

7. 总结学习能力　善于概括和总结危机干预工作的经验、教训，积极接纳、学习新的知识和技巧。

附录2：某安全事故心理危机干预宣传资料

事故灾难后心理健康调适
——我们共同的任务

灾难事件的发生不仅造成了严重的生命财产损失，同时也会对涉及此次事件的每个个体造成一定的心理影响。我们希望您能仔细阅读本宣传手册，理解灾后常见的心理反应有哪些表现、掌握简单实用的灾后心理健康自我调适方法，尽快在心理层面上走出此次事故带来的各种心理阴影。

灾后心理健康调适——我们共同的任务！

一、灾后常见的心理反应有哪些?

灾难事件的发生不仅影响了我们日常的工作、生活规律，同时也会对相关的人群造成一定的心理影响，不同人的表现各有差异，但总的来说主要有以下表现。

1. 在白天，脑海里经常出现事故的有关画面。
2. 在晚上，经常做有关此事的噩梦。
3. 想起此事，内心就非常痛苦。
4. 想到此事，就出现心悸、心慌、出汗、面赤、恶心等。
5. 忘记了此事的重要部分。
6. 感觉不到快乐。
7. 容易被突然的声音或动作吓得心惊肉跳。
8. 对事情有内疚感，或者对事情感到特别愤怒。

二、哪些人最可能在此次事故后出现上述的心理反应?

下面的两类人群最可能会在此次事故后出现上述的心理反应。

1. 亲身经历事件者　主要包括此次事故的伤员、伤员家属、死亡者家属，及其他相关人员。

2. 目击事件者　主要包括事故发生当时的目击者、发生后参与援助的人员（医护、民警、消防、管理及其他参与事故援助的人员）。

三、怎样进行自我心理保健

首先，要认识到在经历了此次事故后出现以上的症状是正常的，不要因此感到过分的恐慌。每个人在经历了创伤事件后都有可能会出现以上的症状表现。

其次，要认识到此次事故对您的影响是可消除和控制的。一般在一周以后，大部分的人都会自行得到明显改善。而且，经历了这次灾难还会变得更加坚强，更好地应对生活中的磨难和困难。

事故后的自我心理保健方法如下。

1. 减少独处,增加与朋友、家人相处的时间。
2. 学会与朋友、家人沟通,说出您的感受和不舒服。
3. 近期内不要给自己增加其他方面的压力。
4. 近期内不要接受其他挑战性的工作。
5. 近期内不要做出重大的决定。
6. 保证充足的睡眠。
7. 注意能量和营养的摄取。
8. 增加蔬菜、豆类和水果等富含维生素的蔬果的摄入。
9. 学会至少一种自我放松的方法。
10. 遇到问题,学会求助。

四、伤员家属——我能做的

在事故后,伤员家属除了做好自身的心理健康调适之外,还应积极地帮助伤员走出此次事故可能造成的心理影响。以下几点,需要您努力做到。

1. 注意耐心倾听伤员的倾述　伤员的倾述有助于其情绪的缓解。

2. 注意给伤员营造一个安静的治疗环境　伤员在受伤后无论是身体上还是在心理上都需要一个安静的环境,请协助所在医院和病房医护人员给伤员营造一个安静的治疗环境。

3. 给伤员提供必要的支持　包括生活上的、心理上的支持。

4. 注意关注伤员的睡眠、饮食和心理变化,及时与医护人员沟通。

5. 尽量不让伤员在近期做一些重大的决定。

6. 尽量不要当着伤员的面,讨论一些包括事故处理等敏感问题。

五、简易呼吸放松方法

1. 呼吸放松准备姿势

（1）坐姿：坐在凳子或椅子上，身体挺拔，腹部微微收缩，背不靠椅背，双脚着地，并与肩同宽，排除杂念，双目微闭。

（2）卧姿：平稳地躺在床上或沙发上，双脚伸直并拢，双手自然地伸直，放在身体两侧，排除杂念，双目微闭。

（3）站姿：站在地上，双脚与肩同宽，双手自然下垂，排除其他想法，双目微闭。

2. 动作要领（按顺序）

（1）把注意力集中在腹部肚脐下方。

（2）用鼻孔慢慢地吸气，想象好像空气从口腔沿着气管进入到腹部，腹部随着吸入的气的不断增加，慢慢地鼓起来。

（3）吸足气后，稍微闭一下，想象氧气与血管里的"浊气"进行交换。

（4）用口和鼻同时将气从腹中慢慢地自然地吐出来，腹部慢慢地瘪下去。

（5）坚持 10 次左右后，睁眼，恢复原状。

3. 注意事项

（1）要把气吸得深、吸得饱。

（2）在紧张时，坚持 10 次左右，方可以起到放松的作用。

最后，您还可以寻求当地心理咨询师、精神科医生以及卫生部门心理援助专家的帮助。我们现场心理危机干预的电话是 138********。

附录3：心理危机干预专家组给政府及相关部门提出的建议

1. 有些医院伤员及家属过于集中，会给救援工作和善后处理带来一些隐患，建议尽量将其分散救治。

2. 对于死者家属的安置要尽可能分散，持续有人陪伴，提供支持帮助；防止他们在一起出现情绪爆发，使善后处理工作陷入被动。

3. 对死伤者及其家属的信息通报要公开、透明、真实、及时，以免引起激动情绪，给救援工作带来继发性困难。

4. 在对伤员及家属进行心理救援的同时，政府各部门要对参与救援人员的心理应激加以重视，组织他们参加由工作组提供的集体心理辅导。

5. 动员社会力量参与，利用媒体的资源，向受灾民众宣传心理危机和精神健康知识，宣传应对灾难的有效方法，动员当地政府人员、援救人员、医务人员、社区工作者或志愿者接受工作组的培训，让他们参与心理援助活动。

6. 定期召开信息发布会，让公众了解救援工作的进展情况及已做的工作，注意发布前把必须传达的信息做好整理，回答记者的问题要尽可能精确和完整，尽可能保证属实，如果没有信息或信息不可靠，要如实回答；积极主动，引导舆论导向。

7. 建议指挥部能够进一步协调各部门关系，以保证心理危机干预工作的顺利进行。

参考文献

［1］钟洁琼，周翔. 心理危机干预的研究进展［J］. 现代医药卫生，2021，37（10）：1676-1680.

［2］JAMES R K，GILLILAND B E. Crisis intervention strategies［M］. 8th ed. Mason：Cengage Learning，2016.

［3］EVERLY G S，LATING J M. A clinical guide to the treatment of the human stress response［M］. New York：Springer，2013.

［4］BRYMER M，JACOBS A，LAYNE C，et al. Psychological first aid：field operations guide［M］. 2nd ed. Los Angeles：National Child Traumatic Stress Network and National Center for PTSD，2006.

［5］WHO. Psychological first aid：guide for field workers［M］. Geneva：World Health Organization，2011.

［6］American Psychiatric Association. Diagnostic and statistical manual of mental disorders［M］. 5th ed. Arlington：American Psychiatric Association，2013.

［7］MITCHELL J T. When disaster strikes...the critical incident stress debriefing process［J］. JEMS，1983，8（1）：36-39.

［8］ROSE S，BISSON J，CHURCHILL R，et al. Psychological debriefing for preventing post-traumatic stress disorder（PTSD）［J］. Cochrane Database Syst Rev，2001（3）：CD000560.

［9］ROBERTS A R. Crisis intervention handbook：assessment，treatment，and research［M］. 3rd ed. Oxford：Oxford University Press，2005.

［10］RUZEK J I，BRYMER M J，JACOBS A K，et al. Psychological first aid［J］. J Ment Health Couns，2007，29（1）：17-49.

[11] HOBFOLL S E, WATSON P, BELL C C, et al. Five essential elements of immediate and mid-term mass trauma intervention: empirical evidence[J]. Psychiatry, 2007, 70(4): 283-315.

[12] NORRIS F H, FRIEDMAN M J, WATSON P J, et al. 60,000 disaster victims speak: Part I. An empirical review of the empirical literature, 1981–2001[J]. Psychiatry, 2002, 65(3): 207-239.

[13] GALEA S, AHERN J, RESNICK H, et al. Psychological sequelae of the September 11 terrorist attacks in New York City[J]. N Engl J Med, 2002, 346(13): 982-987.

[14] KISELY S, WARREN N, MCMAHON L, et al. Occurrence, prevention, and management of the psychological effects of emerging virus outbreaks on healthcare workers: rapid review and meta-analysis[J]. BMJ, 2020, 369: m1642.

[15] CATHERINE M, ROSSMAN G B. Designing qualitative research [M]. London: SAGE publications, 2014.